Divya Swarup
Deepak Singh
Namrata Rastogi

Cicatrizes ortodônticas

Divya Swarup
Deepak Singh
Namrata Rastogi

Cicatrizes ortodônticas

ScienciaScripts

Imprint

Any brand names and product names mentioned in this book are subject to trademark, brand or patent protection and are trademarks or registered trademarks of their respective holders. The use of brand names, product names, common names, trade names, product descriptions etc. even without a particular marking in this work is in no way to be construed to mean that such names may be regarded as unrestricted in respect of trademark and brand protection legislation and could thus be used by anyone.

Cover image: www.ingimage.com

This book is a translation from the original published under ISBN 978-620-2-01279-9.

Publisher:
Sciencia Scripts
is a trademark of
Dodo Books Indian Ocean Ltd. and OmniScriptum S.R.L publishing group

120 High Road, East Finchley, London, N2 9ED, United Kingdom
Str. Armeneasca 28/1, office 1, Chisinau MD-2012, Republic of Moldova, Europe
Printed at: see last page
ISBN: 978-620-8-20558-4

ÍNDICE

RECONHECIMENTO

Dizem que a gratidão não pode ser vista, mas apenas sentida.

No entanto, aproveito esta oportunidade que me foi concedida para expressar a minha gratidão às muitas pessoas que me acompanharam ao longo deste livro; a todos aqueles que me deram apoio, falaram sobre o assunto, leram, escreveram, fizeram comentários, permitiram que eu citasse as suas observações e ajudaram na edição, revisão e conceção.

Gostaria de agradecer ao meu orientador Dr. (Prof.) Sudhir Kapoor e aos co-orientadores Dr. (Prof.) Praveen Mehrotra e Dr. (Prof.) Namrata Rastogi por me terem permitido escrever este livro.

Gostaria de exprimir o meu profundo sentimento de gratidão aos meus queridos pais, Sra. Neena Swarup e Dr. Vinay Swarup, e à minha irmã Nidhi, por terem tido fé em mim e por me terem dado amor, apoio e encorajamento constantes.

Acima de tudo, gostaria de agradecer ao meu marido, Dr. Deepak Singh, por me ter dado a inspiração para começar e a coragem para manter o esforço.

Agradeço à LAP Lambert Academic Publishing, a minha editora que me incentivou.

Por último e não menos importante: Peço perdão a todos aqueles que estiveram comigo ao longo dos anos e cujos nomes deixei de mencionar".

CAPÍTULO 1.

INTRODUÇÃO

A profissão desenvolveu o seu conjunto de valores com a aprovação tácita da maioria dos clínicos, professores e investigadores. É interessante notar que uma considerável variedade de opiniões sobre o que constitui uma "BOA ORTODONTIA" tem caracterizado a nossa profissão desde os seus primórdios.

Todas as formas de tratamento, médico e dentário (incluindo a ortodontia), têm riscos e limitações potenciais. Felizmente, na ortodontia, os riscos são pouco frequentes e, quando ocorrem, são normalmente de menor importância. No entanto, todos os riscos e limitações potenciais devem ser considerados quando se toma a decisão de efetuar um tratamento ortodôntico. O tratamento ortodôntico pode acarretar o risco de vários tipos de danos nos tecidos (por exemplo: descalcificação, lacerações, etc.), uma maior predisposição para perturbações dentárias (por exemplo, perturbações da articulação temporomandibular e doenças periodontais) e o fracasso do tratamento. Para que a correção da má oclusão seja benéfica, as vantagens oferecidas devem compensar os possíveis danos. É importante implementar procedimentos de controlo de risco durante e após o tratamento ortodôntico. Os clínicos devem estar vigilantes na avaliação e monitorização de todos os aspectos e fases do tratamento ortodôntico do doente, de modo a obter um resultado final sem intercorrências, seguro e bem-sucedido.

Os dentes encavalitados, irregulares e salientes têm sido um problema para alguns indivíduos desde a antiguidade. Embora o tratamento ortodôntico tenha benefícios reconhecidos, melhorando significativamente a mastigação, a fala, a estética, a saúde dentária e periodontal geral, a confiança e a autoestima do paciente, por vezes os aparelhos ortodônticos causam danos. Tal como muitas outras intervenções médico-dentárias, não está isento de certos riscos inerentes.

O campo da ortodontia também pode causar danos significativos aos tecidos duros e moles. O tratamento pode estar associado a um desconforto considerável, especialmente imediatamente após o ajuste do aparelho. Por vezes, este desconforto tende a ser mal percepcionado pelos clínicos, uma vez que ocorre à distância do ambiente clínico.

A ciência da ortodontia traz consigo os seus próprios riscos e complicações, sendo as cicatrizes uma das mais comuns.

A cicatriz é uma marca ou sinal de dano ou lesão. Os resultados adversos e indesejáveis de uma terapia de tratamento ortodôntico - Cicatriz ortodôntica.

As cicatrizes ortodônticas que podem surgir durante e após o tratamento são, no entanto, raramente suficientemente graves ou frequentes para anular as vantagens do tratamento. No entanto, devem ser tidas em conta e cuidadas de modo a obter resultados de sucesso.

Esta Dissertação de Biblioteca é uma compilação de todas as cicatrizes ortodônticas em pormenor.

CAPÍTULO 2.

CLASSIFICAÇÃO

Com base no tecido/sistema envolvido:

I. Sobre a dentição

a. Em esmalte

i. Manchas brancas

ii. Arrancamentos

iii. Fendas

iv. Adesivo remanescente

v. Cáries

b. Sobre a dentina

i. Sensibilidade dentária

ii. Cáries

iii. Descalcificação

c. Sobre a pasta de papel

i. Reação inflamatória ligeira com pulpite ligeira

ii. História de trauma - perda de vitalidade

d. Sobre o Cementum

i. Reabsorção radicular

e. No plano oclusal

i. Cantt do plano oclusal

II. Em estruturas de apoio

a. Sobre a gengiva

i. Gengivite

ii. Hiperplasia gengival

iii. Recessão gengival

iv. Formação de bolsas gengivais

v. Diminuição da largura da gengiva aderente

vi. Fenestração/Dehisence

b. Sobre o Periodontium

i. Periodontite

ii. Bolsas periodontais

iii.Triângulo escuro

c. Sobre o ligamento periodontal

i. Dente anquilosado

d. Osso alveolar

i. Alteração da altura do osso alveolar

ii. Reabsorção óssea

1. Reabsorção por minagem

2. Perda óssea horizontal

3. Perda óssea angular

iii.Mobilidade e dor nos dentes

III.   Discrepâncias oclusais

IV.   Sobre a articulação temporomandibular

a. Sons da ATM

b. Alterações da posição condilar

c. Problemas neuromusculares

V. Tecidos moles

a. Trauma direto

b. Ulceração das mucosas devido a aparelhos

c. Traumatismo provocado pelo bigode do arnês

d. Instrumentação desajeitada

e. Fendas dos tecidos moles

f. Contornos gengivais deficientes

CAPÍTULO 3

MANCHAS BRANCAS NO ESMALTE

Introdução

A desmineralização do esmalte ou mancha branca é um problema indesejável, mas comum, relacionado à terapia com aparelhos ortodônticos fixos. As lesões de manchas brancas desenvolvem-se normalmente como resultado da acumulação prolongada de placa bacteriana à volta da área do bracket ou sobre o flash (o excesso de compósito não é removido durante o procedimento de colagem). Ocorre mais frequentemente devido a uma má manutenção da higiene oral durante o tratamento ortodôntico.

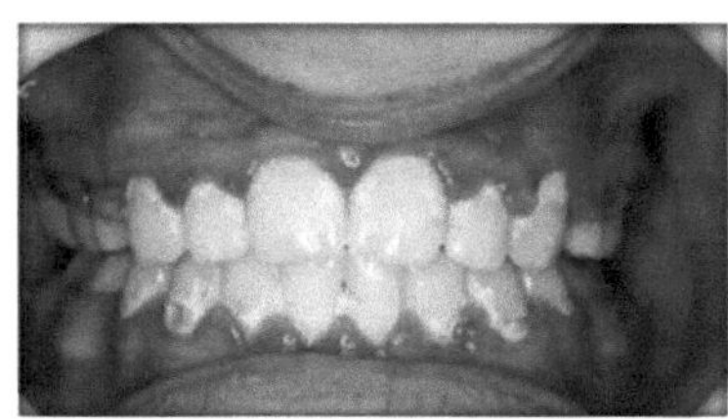

Manchas brancas na face vestibular de numerosos dentes

Etiologia

Os principais factores etiológicos das lesões de manchas brancas são a localização e a morfologia do dente, os organismos do biofilme dentário, os hidratos de carbono fermentáveis na dieta e o fluxo e composição da saliva. As superfícies dos braquetes, bandas e fios não são lisas e criam zonas de retenção de placa bacteriana que, quando combinadas com uma limpeza ineficiente dos tecidos orais e mecanismos de auto-limpeza limitados, encorajam a acumulação de bactérias acidogénicas, tais como *Streptococcus mutans* e *Lactobacilli*[1] Além disso, a presença de hidratos de carbono fermentáveis na dieta dos pacientes completa o ciclo acidogénico, levando à desmineralização do esmalte. Existe uma correlação quase linear entre a acumulação de placa bacteriana e as lesões de manchas brancas à volta dos brackets ortodônticos. Estas lesões podem tornar-se num problema estético mesmo 5 anos após o fim do tratamento ortodôntico fixo[2] , pelo que é importante discutir este assunto com o paciente e estar familiarizado com as medidas preventivas disponíveis.

Prevalência

Foi demonstrado que existe um aumento significativo na prevalência e gravidade da desmineralização em indivíduos que são submetidos a tratamento ortodôntico, em comparação com aqueles que não o fazem. Foi relatada uma prevalência de 2% a 96% de lesões de manchas brancas em pacientes ortodônticos[3]. Essas lesões podem durar até 2 anos. Também é preocupante a possibilidade de que a prevalência de lesões de superfície lisa possa aumentar em até 50% durante o tratamento. Ogaard[4,5] e colegas encontraram mais lesões em molares do que em incisivos, mas isso pode ser devido ao facto de que, no seu estudo, todos os molares foram bandados em vez de colados. Em molares bandados, uma pequena quebra da camada de cimento pode levar a fugas e desmineralização. Uma alta prevalência de lesões de manchas brancas também foi observada nos pré-molares inferiores, caninos e incisivos laterais superiores. Os brackets são normalmente colocados mais gengivalmente nestas áreas, levando a uma maior acumulação de placa bacteriana; daí a maior prevalência.

Caraterísticas

Os incisivos laterais maxilares, os caninos maxilares e os pré-molares mandibulares são os dentes mais frequentemente afectados[6]. No entanto, qualquer dente pode ser afetado e, na maioria das vezes, os dentes anteriores apresentam desmineralização.

i. Aspeto calcário - A superfície pode parecer calcária e pode também haver erosão direta da superfície. Em casos graves, no entanto, pode haver uma cavitação franca que requer intervenção restauradora.

ii. Mudança de cor - Mudança de cor clínica de branco para manchas branco-amareladas. A descalcificação pós-ortodôntica moderada é caracterizada por manchas castanho-amareladas e rugosidade da superfície. A descalcificação grave do esmalte pós-ortodôntico provoca manchas mais escuras, de cor castanho-amarelada, com perda definitiva do esmalte.

iii. Cavitação - A perda de esmalte pode variar desde pequenas "lesões de manchas brancas" até à cavitação efectiva[7,8]. Além disso, o consumo excessivo de alimentos quimicamente erosivos, tais como citrinos e bebidas gaseificadas com gás, pode agravar qualquer descalcificação existente durante o tratamento .[9]

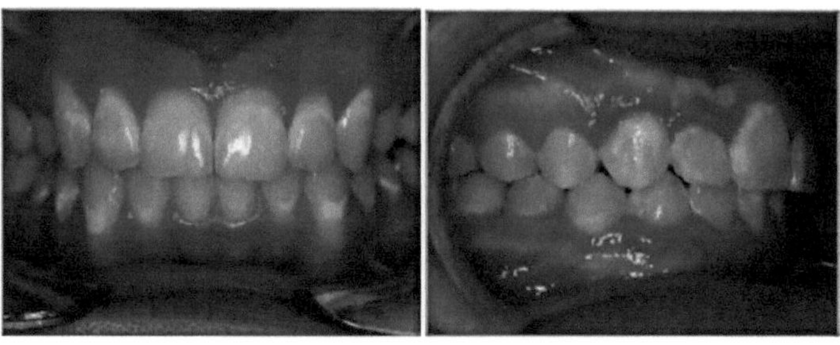

Desmineralização generalizada do esmalte após tratamento ortodôntico

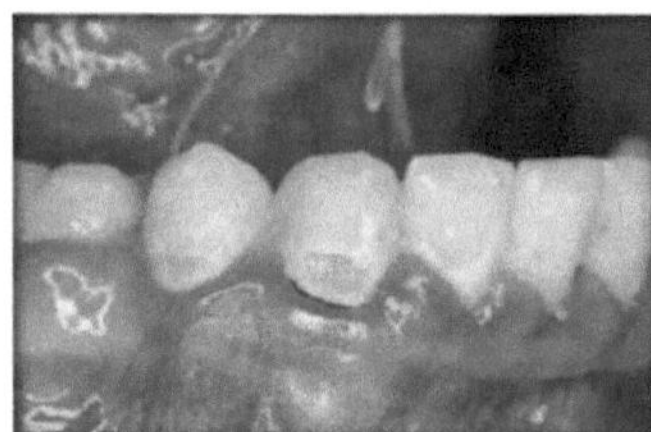

Cavitação na margem gengival do canino inferior direito e do primeiro pré-molar que requer restauração

Tratamento

- Preventivo
- Corretiva

Prevenção

a. Educação dos doentes

Foi demonstrado que a instrução profissional de higiene oral e a limpeza profissional regular são eficazes na redução da descalcificação, especialmente quando o grau de cumprimento do protocolo preventivo de cuidados domiciliários recomendado é fraco .[6]

b. Administração de flúor

Os iões fluoreto podem ser incorporados na estrutura da hidroxiapatite do esmalte dentário através da substituição de grupos hidroxi ou da redeposição da hidroxiapatite dissolvida em formas fluoretadas menos solúveis, como a fluorapatite ou a fluorhidroxiapatite .[10]

o Fluoretação da água e programas comunitários de distribuição de fluoreto

o Pasta de dentes, elixires e géis com flúor

o Vernizes com flúor

o Fluoreto em agentes de ligação ortodônticos

o Fluoreto em módulos elastoméricos e ligaduras

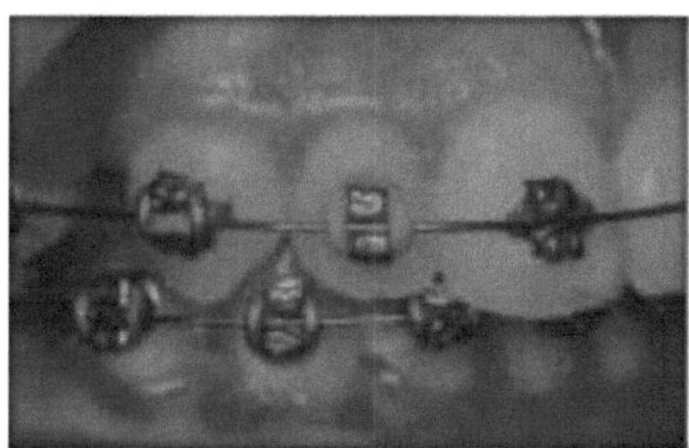

Aspeto da ligadura elastomérica libertadora de flúor (incisivo lateral superior direito) após 6

meses na boca

c. Fosfopeptídeo de caseína - fosfato de cálcio amorfo

O CPP-ACP foi incorporado em vários produtos para exercer um efeito tópico. Estes produtos incluem pastilhas elásticas sem açúcar disponíveis no mercado (Recaldent™; GC Corp., Japão e Trident White®; Cadbury Adams USA, Parsippany, New Jersey, EUA), pastilhas de menta (Recaldent Mints™; Cadbury Japan Ltd., Japão), géis tópicos (Tooth Mousse™; GC Corp., Japão) e bebidas desportivas e cimentos de ionómero de vidro testados experimentalmente .[11,12,13,14]

d. Atenuação da superfície do esmalte com laser de árgon

O laser de árgon pode ser utilizado para prevenir a descalcificação do esmalte, alterando a estrutura cristalina do esmalte[15,16,17] . Foi referido que a exposição do esmalte à irradiação com laser de árgon resulta na alteração das caraterísticas da superfície do esmalte através da criação de microespaços que estabilizam os iões durante um ataque ácido, em vez de permitir a sua perda do esmalte .[16]

11

Corretiva

a. Branqueamento de dentes vitais

Se o tempo e o flúor não melhorarem as preocupações estéticas dos pacientes e do clínico, o branqueamento pós-ortodôntico pode ser benéfico. O esmalte ligeiramente branqueado pode ser camuflado através do branqueamento com sistemas de branqueamento com moldeiras standard utilizados durante a noite ou com tiras de polietileno impregnadas com peróxido de hidrogénio. Se o branqueamento de 2 a 4 semanas com estes regimes for ineficaz para camuflar o esmalte branqueado, recomenda-se a microabrasão seguida de branqueamento.

b. Microabrasão ácido-pomes

As lesões de manchas brancas devem ser lixadas com HCl a 18% em pedra-pomes fina sob um dique de borracha, em rajadas de 30 segundos, durante um máximo de 10 aplicações. Após a última aplicação, o dente é bem lavado e é aplicado um verniz fluoretado.

Este procedimento deve ser adiado pelo menos 3 meses após a descolagem para permitir a melhoria espontânea da lesão e a remineralização com a aplicação de flúor.

c. Restaurações estéticas

Em condições graves em que os métodos acima mencionados não conseguem melhorar as lesões de manchas brancas, as restaurações estéticas são o tratamento de eleição.

RASGÕES DE ESMALTE

Tem sido relatada a ocorrência de rasgões localizados no esmalte em associação com a colagem e descolagem de metal[18] e brackets de cerâmica.[19]

Os rasgos dependem principalmente de

a. Tipo de partículas de carga na resina adesiva utilizada para a colagem - Quando foram feitas comparações entre o aspeto da superfície do dente após a descolagem de braquetes metálicos fixados com adesivos macropreenchidos (10 a 30 µm) ou micropreenchidos (0,2 a 0,3 µm), ocorreu uma diferença quando a resina foi raspada com um alicate. Possivelmente, as pequenas partículas de enchimento podem penetrar no esmalte gravado em maior grau do que a penetração dos macroenchimentos. Por exemplo, as etiquetas de resina correspondentes aos núcleos de prisma de esmalte dissolvidos na área em que foi feito o condicionamento ácido têm 3 a 5 µm de diâmetro. Na descolagem, as cargas pequenas reforçam as etiquetas adesivas. As macro cargas, no entanto, criam um ponto de rutura mais natural na interface esmalte-adesivo. Da mesma forma, com resinas não preenchidas não existe um ponto de rutura natural.

b. Tipo de retenção - Localização da quebra de ligação. Os braquetes cerâmicos que utilizam retenção química causam danos no esmalte mais frequentemente do que os que utilizam retenção mecânica[19,20] . Este dano ocorre provavelmente porque a localização da quebra de ligação é no esmalte-adesivo e não na interface adesivo-braquete .[21]

As implicações clínicas são

a. Utilizar braquetes com retenção mecânica e instrumentos e técnicas de descolagem que deixem a totalidade ou a maioria do compósito no dente e

b. Para evitar raspar os restos de cola com instrumentos manuais.

FENDAS DE ESMALTE

As fissuras, que ocorrem como linhas de divisão no esmalte, são comuns, mas muitas vezes não são detectadas no exame clínico.

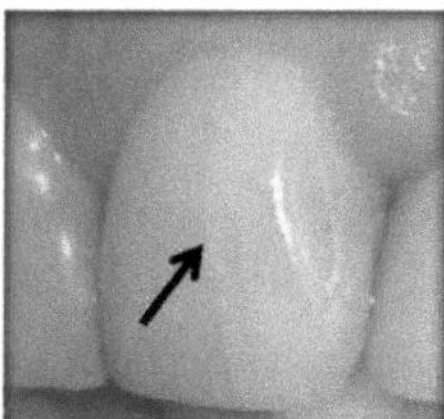

Vista clínica da fissura do esmalte

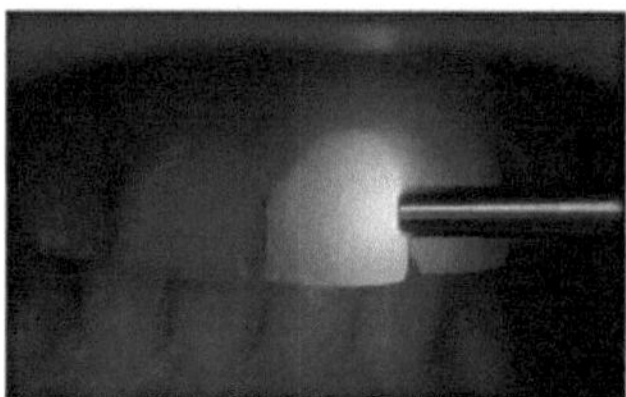

<u>Fissuras no esmalte visíveis no incisivo central esquerdo com transiluminação por fibra ótica</u>
Etiologia

A origem das fissuras é multifatorial. Diferentes formas de insulto mecânico e térmico podem fraturar a capa de esmalte após a erupção; isto resulta da diferença significativa de rigidez entre o esmalte e a dentina.

Uma possibilidade distinta é que o som agudo, às vezes ouvido na remoção de braquetes ortodônticos colados com alicates, esteja associado à criação de fissuras no esmalte. A ocorrência de trincas em dentes descolados, descolados e não tratados ortodonticamente foi discutida em um estudo realizado por Zachrissonet al[22] , que examinou mais de 3000 dentes de 135 adolescentes utilizando a técnica de luz de fibra ótica. Foram descritas a prevalência de trincas, sua distribuição por dente, sua localização na superfície dentária e o tipo (acentuada versus leve, horizontal versus vertical). Os achados mais importantes foram que

• as fissuras verticais são mais comuns do que as fissuras horizontais e oblíquas (de facto, mais de 50% de todos os dentes estudados apresentavam tais fissuras), mas a variação individual é grande;

• não houve diferença significativa entre os três grupos no que respeita à prevalência e localização das fissuras; e

• dentes mais frequentemente envolvidos - incisivos centrais superiores e caninos.

Nota - Se forem detectadas fissuras numa direção predominantemente horizontal, isso é uma indicação de que a técnica de ligação ou descolagem utilizada pode necessitar de ser melhorada.

Com os brackets cerâmicos, o risco de criar fissuras no esmalte é maior do que com os brackets metálicos. A falta de ductilidade pode gerar tensões na interface adesivo-esmalte que podem produzir fissuras no esmalte aquando da descolagem .[21]

Outra implicação clínica pode ser a necessidade de examinar as fissuras antes do tratamento, notificando o paciente e os pais se houver fissuras pronunciadas. A razão para esse exame é que os pacientes podem ficar excessivamente inspectivos após a remoção do aparelho e podem detetar fissuras que estavam presentes antes do tratamento e das quais não tinham conhecimento. Eles podem questionar o ortodontista sobre a causa das fissuras. Sem um diagnóstico e documentação pré-tratamento (a maioria das fissuras não é visível em lâminas intra-orais de rotina), é quase impossível provar que essas fissuras não estão de facto relacionadas com o tratamento ortodôntico.

DESGASTE DOS RESTOS DE COLA

Frequentemente, o adesivo é encontrado na superfície do dente, mesmo após tentativas de remoção com instrumentos mecânicos[18,23,24,25] . Devido à semelhança de cor com os dentes, particularmente quando molhados, o adesivo residual pode facilmente permanecer sem ser detectado[26] . Noutros casos, o adesivo pode ser deixado propositadamente porque o operador espera que se desgaste com o tempo. O desgaste abrasivo depende do tamanho, tipo e quantidade de cargas de reforço no adesivo. Quando, no momento da descolagem, quantidades variáveis de adesivo foram deixadas propositadamente nos dentes que se supõe serem os mais expostos às forças da escovagem (i.e., o canino superior esquerdo e um dente vizinho), a abrasão durante um período de 12 meses foi quase insignificante em termos clínicos[27] . Apenas as películas finas de adesivo residual mostraram qualquer redução de tamanho.

As implicações clínicas de deixar adesivo residual após a descolagem não são claras. Gwinnett e Ceen relataram que pequenos restos de selante não preenchido não predispõem à acumulação de placa e começam a desgastar-se com o tempo. No entanto, este achado não pode ser transferido automaticamente para diferentes tipos de adesivos preenchidos, alguns dos quais têm uma resistência ao desgaste muito maior e acumulam placa mais rapidamente[28] . A presença de películas extremamente finas de adesivo pode não ser uma preocupação estética ou de outra natureza, porque qualquer mudança de cor nas películas provavelmente não pode ser percebida. Nalguns casos, selar as irregularidades da superfície, tais como fossas e sulcos, pode até ser vantajoso para proteger contra a desmineralização. No entanto, à luz das descobertas de Brobakken e Zachrisson[27] , parece demasiado otimista acreditar que o adesivo residual preenchido irá desaparecer rapidamente por si próprio, após a descolagem; parece irresponsável deixar grandes acumulações de adesivo.

<u>CARIES</u>

Etiologia

A formação de manchas brancas durante o tratamento ortodôntico tem sido atribuída ao efeito da acumulação e retenção prolongada de placa bacteriana. Os aparelhos fixos dificultam a manutenção da higiene oral adjacente aos braquetes, fios ortodônticos e módulos de ligadura. A eliminação da placa bacteriana e das partículas alimentares através da saliva, da língua e do movimento das bochechas também é reduzida. Parece haver uma diferença na taxa de progressão entre a formação tradicional de cáries e as lesões de manchas brancas induzidas por uma higiene oral negligente combinada com aparelhos ortodônticos fixos .[29]

Caraterísticas clínicas

As lesões de manchas brancas são mais superficiais e rápidas e podem tornar-se aparentes dentro de um mês após a colocação de aparelhos fixos, enquanto a formação de uma lesão cariosa convencional é geralmente um processo mais lento, que leva pelo menos 6 meses .[30]

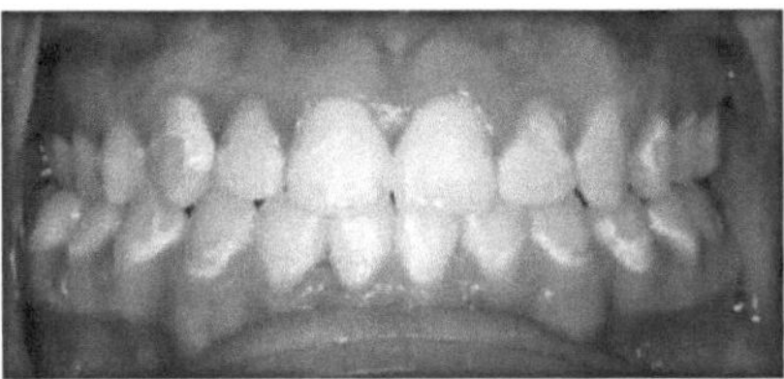

<u>Má higiene oral durante o tratamento ortodôntico, resultando em lesões cariosas no final do tratamento</u>

Quando um dente fica cariado, a radiância fluorescente no local da lesão cariosa diminui. A imagem de fluorescência do esmalte com lesões incipientes pode ser digitalizada e a perda de fluorescência na lesão pode então ser quantificada em relação ao nível de radiância de fluorescência do esmalte sólido .[31,32]

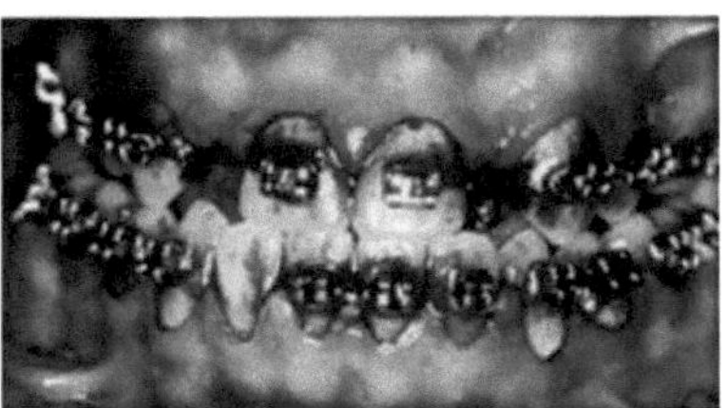

<u>Solução de divulgação que destaca as áreas de má higiene oral de um paciente</u>

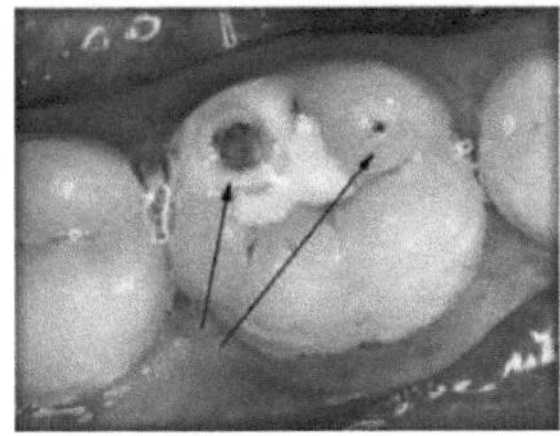

<u>Cárie evidente no aspeto disto-oclusal de um molar inferior</u>

Gestão

i. A utilização diária de bochechos com fluoreto de sódio a 0,05% diminui a ocorrência de cáries.

ii. Utilização de pasta de flúor e de elixires bucais com flúor como adjuvante (bochechos diários com 0,05% de fluoreto de sódio ou bochechos semanais com 0,2% de fluoreto de sódio).

SENSIBILIDADE DENTÁRIA

A resposta a níveis de força sustentados contra os dentes é uma função da magnitude da força: forças pesadas levam a um rápido desenvolvimento da dor, necrose de elementos celulares dentro da PDL e o fenómeno de "reabsorção minada" do osso alveolar perto do dente afetado.

A dor ou sensibilidade causada é devida a forças ortodônticas pesadas. Se for aplicada uma forte pressão num dente, a dor desenvolve-se quase imediatamente, uma vez que a PDL é esmagada e, como resultado, torna-se necrosada. Não há desculpa para usar níveis de força mais elevados (do que o ideal) para a movimentação ortodôntica dos dentes que produzem dor e sensibilidade imediatas. Se for aplicada a força ortodôntica adequada, o paciente sente pouca ou nenhuma dor imediatamente. Algumas horas depois, no entanto, a dor geralmente aparece. O paciente sente uma leve sensação de dor e os dentes ficam bastante sensíveis à pressão (ou seja, morder objectos duros). A dor geralmente dura de 2 a 4 dias e desaparece até que o aparelho ortodôntico seja reativado. Nesse momento, um ciclo semelhante pode se repetir, mas para quase todos os pacientes, a dor associada à ativação inicial do aparelho é a mais severa. É comum observar que existe uma grande variação individual em qualquer experiência de dor, e isso certamente se aplica à dor ortodôntica. Alguns pacientes relatam pouca ou nenhuma dor mesmo com forças relativamente pesadas, enquanto outros sentem um desconforto considerável com forças bastante leves.

Por conseguinte, a utilização judicial das forças ortodônticas é o melhor método para evitar qualquer dor ou sensibilidade dentária.

EFEITO NA POLPA

Pulpite e perda de vitalidade dos dentes

Em teoria, a aplicação de forças leves e sustentadas na coroa de um dente deve produzir uma reação PDL, mas deve ter pouco, ou nenhum, efeito na polpa. De facto, embora as reacções pulpares ao tratamento ortodôntico sejam mínimas, existe provavelmente uma resposta inflamatória modesta e transitória na polpa, pelo menos no início do tratamento.[33]

Isto pode contribuir para o desconforto que os pacientes sentem frequentemente durante alguns dias após a ativação dos aparelhos, mas a pulpite ligeira não tem significado a longo prazo.

Há relatos ocasionais de perda de vitalidade dentária durante o tratamento ortodôntico. Normalmente, existe uma história de trauma anterior no dente, mas o mau controlo da força ortodôntica também pode ser o culpado. Se um dente é submetido a uma força contínua e pesada, ocorre uma sequência de movimentos abruptos, como a reabsorção por mineração, que permite incrementos cada vez maiores de alteração. Uma quantidade maior de movimentos abruptos do ápice da raiz pode romper os vasos sanguíneos à medida que eles entram na polpa e causar a perda da vitalidade do dente.

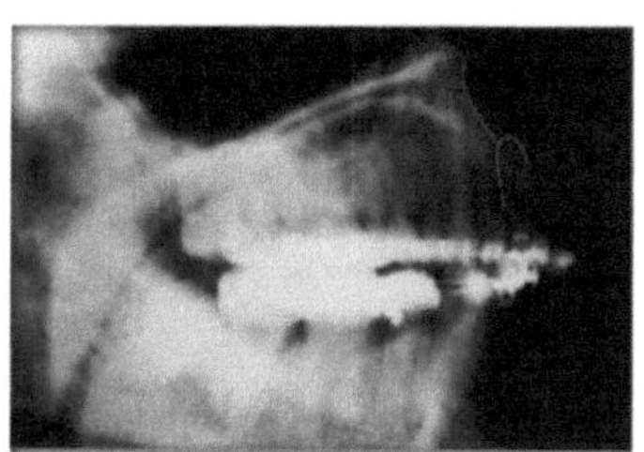

Estudos utilizando técnicas de radio respirometria indicam que as forças ortodônticas causam uma depressão do sistema de utilização de oxigénio dentro das células da polpa. Os distúrbios na circulação da polpa são mais severos quando uma força maior é usada e por uma duração mais longa[34]. A aplicação de uma força leve e contínua na coroa de um dente produzirá uma resposta inflamatória leve e transitória na polpa. Portanto, é de se esperar algum grau de pulpite com a movimentação dentária ortodôntica, mas geralmente é reversível ou transitória e não tem significado a longo prazo[33]. Embora raramente leve à perda de vitalidade, pode haver um aumento da incidência de pulpite em dentes previamente traumatizados por aparelhos fixos. Assim, particularmente em dentes traumatizados, devem ser aplicadas apenas forças leves e a vitalidade deve ser monitorada a cada 3 meses[35]. Embora existam relatos de necrose pulpar após terapia ortodôntica[36], eles são muito poucos quando comparados ao número de pacientes que fazem tratamento ortodôntico diário.

Após a descolagem, a remoção do material de ligação com uma peça de mão abrasiva ou com um arotor de alta velocidade aumenta a temperatura local e pode resultar em danos na polpa[37]. Temperaturas de 46-50°C durante 30 segundos provocam trombose e reduzem a circulação sanguínea. Por conseguinte, deve ser utilizada água ou ar como líquido de arrefecimento. Um ou mais dentes que tenham sido traumatizados por um acidente ou por grandes obturações podem causar danos nos nervos. A movimentação ortodôntica dos dentes pode, nalguns casos, agravar esta situação e necessitar de tratamento de canal.

REABSORÇÃO RADICULAR

Definição

A reabsorção radicular é a quebra ou destruição, e subsequente perda, da estrutura radicular de um dente. A reabsorção radicular ocorre como resultado da diferenciação de macrófagos em osteoclastos nos tecidos circundantes que, se estiverem muito próximos da superfície radicular, reabsorverão o cemento da superfície radicular e a dentina radicular subjacente.

Factores de risco

Os factores de risco associados a uma maior incidência e gravidade da reabsorção radicular incluem

- forma ou comprimento da raiz antes do tratamento,

- traumatismo dentário anterior, e

- tipo de mecânica utilizada.

Dentes com raízes curtas, em forma de pipeta ou embotadas estão em maior risco de reabsorção[38,39] . Os dentes com raízes preenchidas não estão necessariamente em maior risco de reabsorção radicular e podem ser movimentados com segurança usando aparelhos ortodônticos, desde que:

- os dentes não apresentam sintomas clínicos e são radiograficamente satisfatórios;

- é de 6 meses após uma nova obturação radicular;

- é efectuada uma radiografia 6 meses após o início do tratamento ativo .[40]

Caraterísticas

Um ligeiro encurtamento da raiz ou embotamento do ápice radicular é quase inevitável em pacientes submetidos a tratamento ortodôntico fixo. Felizmente, isto é normalmente mínimo, afectando apenas os 1-2 mm apicais. Essa reabsorção não deve comprometer a saúde dos dentes a longo prazo[41] . A reabsorção mais grave, onde mais de um quarto do comprimento da raiz é perdido, ocorre em apenas 3% dos pacientes[42] .

Em muitos casos, nenhuma reabsorção clinicamente significativa é evidente ou visualizada pela radiografia de rotina, mas é provável que tenham ocorrido alterações microscópicas na superfície. Ketcham[43] descobriu que os incisivos superiores são mais frequentemente afectados do que outros dentes. Outros afirmam que os incisivos mandibulares são mais susceptíveis à reabsorção radicular do que os maxilares[44] . As raízes vestibulares dos primeiros molares e pré-molares superiores também apresentam reabsorção radicular frequente[45] . O grau de reabsorção radicular é normalmente inferior a 2 mm, mas pode ser mais extenso .[46]

Até mesmo a reabsorção radicular idiopática pode ocorrer. No entanto, a reabsorção raramente compromete a longevidade dos dentes[47] . A perda vertical de osso através de doença periodontal cria uma perda muito maior de fixação e suporte do que perdas equivalentes em torno do ápice de um dente.

Mecanismo de ação

O mecanismo de reabsorção radicular durante o tratamento ortodôntico ainda não está claro. De acordo com uma teoria, a força excessiva e a hialinização do ligamento periodontal resultam numa atividade excessiva dos osteoclastos. Seja como for, os factores de risco associados a uma reabsorção severa são bem conhecidos e podem ser resumidos da seguinte forma :[48]

- Raízes mais curtas do que a média;

- Dentes previamente traumatizados;

- Dentes com falta de vitalidade após tratamento radicular;

- Aplicação de forças excessivas aos dentes; e

- Combinação de procedimentos ortodônticos e ortognáticos.

Etiologia

De acordo com a maioria dos estudos[49,50,51] , a compreensão das forças ortodônticas em termos de sua magnitude, tipo, direção e duração pode ajudar a explicar o processo reabsortivo. A duração da força tem sido considerada um fator mais crítico do que sua magnitude, principalmente quando prolongada. A influência mecânica do aparelho também parece ser de particular importância. Linge e Linge[38,49] afirmaram que, para a reabsorção radicular apical, as variáveis que contribuíram significativamente foram: overjet, trauma pré-tratamento nos incisivos superiores, períodos de tratamento com fios retangulares e elásticos de Classe II. Disfunção labial e lingual, sucção de dedo, hábitos que persistem além dos 7 anos de idade e caninos superiores impactados também são importantes.

A opinião divide-se quanto ao facto de o aumento da duração do tratamento estar associado a um aumento da reabsorção; não foi descrita qualquer correlação, bem como correlações definitivas. Em alguns doentes, as perturbações sistémicas, como o hipotiroidismo, podem contribuir, mas na maioria dos casos não é possível identificar uma causa subjacente (para além da suscetibilidade individual). O risco familiar também é conhecido.

O grau de reabsorção pode ser muito variável, destacando a importância da suscetibilidade individual para além de outros factores de risco. Continua a ser necessária investigação para identificar os mecanismos de reabsorção, os factores desencadeantes e os mecanismos reparadores, com vista a modificar as futuras modalidades de tratamento e minimizar os danos radiculares.

Atualmente, nenhum paciente está imune ao risco de alguma reabsorção radicular. Por conseguinte, todos os potenciais destinatários deste tipo de tratamento devem ser alertados desde o início. Se se pretende minimizar a reabsorção radicular, no início do tratamento é importante reconhecer os factores de risco específicos, e tirar e interpretar as radiografias com precisão.

Se e quando a reabsorção for reconhecida durante o curso da intervenção, devem ser utilizadas forças mais leves, o comprimento da raiz deve ser monitorizado semestralmente com radiografias e os objectivos do tratamento devem ser reconsiderados para maximizar a longevidade da dentição. Em casos graves, o tratamento pode ter de ser interrompido para evitar mais reabsorções, embora isso implique aceitar um resultado inferior ao ideal.

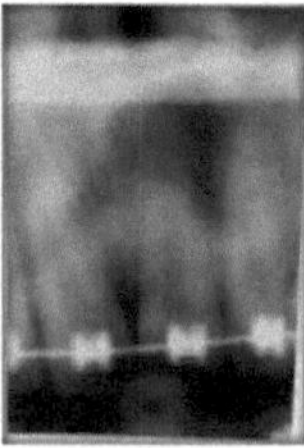

Radiografia de dentes anteriores durante o tratamento ortodôntico mostrando o embotamento do ápice do incisivo lateral, que é caraterístico da reabsorção radicular induzida pela ortodontia

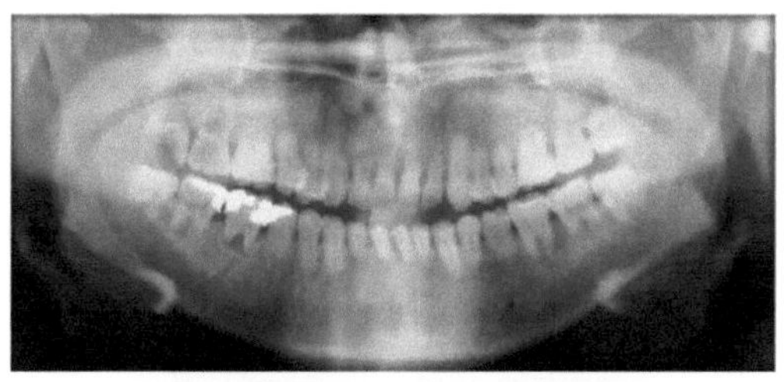

<u>Reabsorção radicular observada devido a tratamento ortodôntico</u>

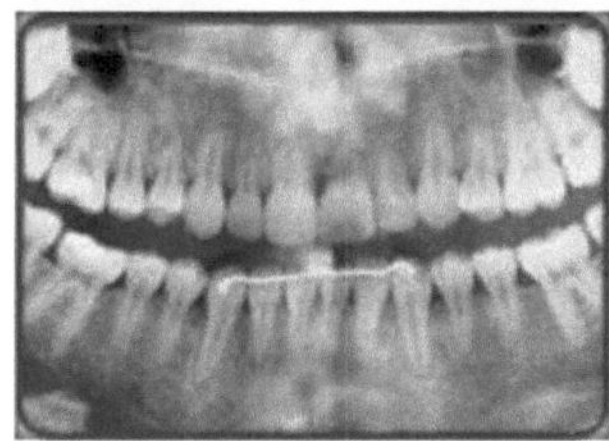

<u>Reabsorção radicular pós-tratamento ortodôntico</u>

Prevenção e gestão

O ortodontista deve adotar medidas sensatas para minimizar o risco de reabsorção radicular grave, através de uma avaliação detalhada da forma e do comprimento da raiz antes do tratamento. Para os indivíduos que apresentam uma taxa de risco mais elevada, podem ser tomadas precauções antes do tratamento para modificar o plano ou durante o tratamento para alterar a mecânica utilizada.

Algum grau de reabsorção radicular externa está inevitavelmente associado ao tratamento com aparelhos fixos, embora sua extensão seja imprevisível[41] . A tendência para a reabsorção radicular é maior nas dentições que envolvem agenesia dentária, invaginações e formas de raiz taurodônticas. Outros preditores incluem: incisivos laterais anómalos, bem como morfologia anormal da raiz de incisivos e pré-molares[52,53] . A reabsorção pode ocorrer na superfície apical e lateral das raízes, mas as radiografias revelam apenas um grau de reabsorção apical.

<u>EFEITO SOBRE A OCLUSÃO</u>

Cantão de Oclusão

O plano oclusal descreve essencialmente a dentição em relação ao esqueleto facial. O nível e a inclinação do plano oclusal podem ser identificados a partir de uma análise cefalométrica lateral.

O nível do plano oclusal descreve a sua posição vertical e a escala descreve o seu ângulo, normalmente em relação à referência horizontal (ou seja, a horizontal de Frankfort). Para além disso, podem existir degraus entre os dentes anteriores e posteriores dentro do plano oclusal.

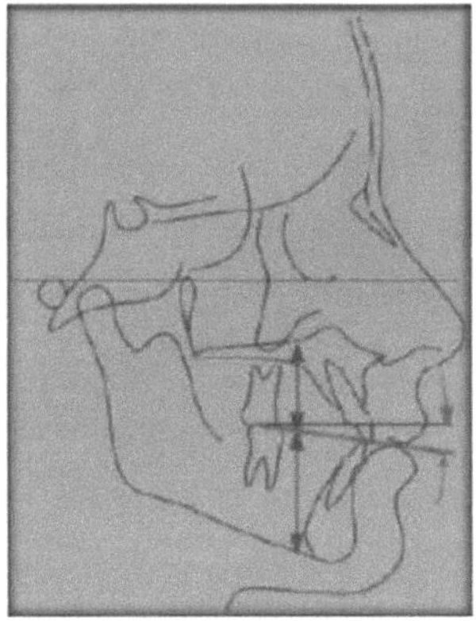

Traçado cefalométrico com diagrama do nível do plano oclusal (azul) e da escala (vermelho)

Um erro no diagnóstico de um desvio na oclusão antes de iniciar qualquer correção ortodôntica leva a um resultado oclusal defeituoso.

O posicionamento incorreto ou defeituoso do bracket leva a uma inclinação na oclusão.

Para evitar a sua ocorrência-

i. Um diagnóstico exaustivo

ii. É necessário um posicionamento correto do suporte.

GENGIVITE E AUMENTO DAS GENGIVAS

Os aparelhos fixos tornam a higiene oral difícil, mesmo para os pacientes mais motivados, e quase todos eles apresentam algum grau de inflamação gengival. O inchaço gengival e a recessão gengival são sequelas comuns dos procedimentos ortodônticos.

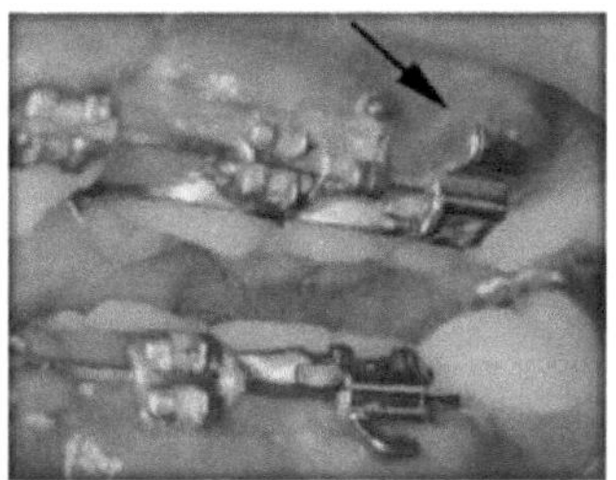

Inflamação gengival grave durante o tratamento com aparelho fixo

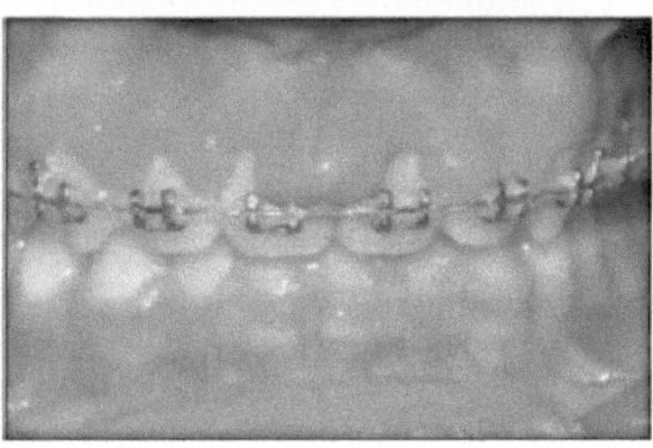

Aumento gengival na região anterior do maxilar

Alterações inflamatórias (particularmente hemorragia), juntamente com edema, são frequentemente observadas mesmo em pacientes ortodônticos com excelentes hábitos de limpeza dos dentes. As áreas interproximais são geralmente mais afectadas do que as áreas faciais, e os dentes posteriores mais do que os anteriores. Os sinais de inflamação desaparecem rapidamente após a remoção do aparelho ortodôntico.[54]

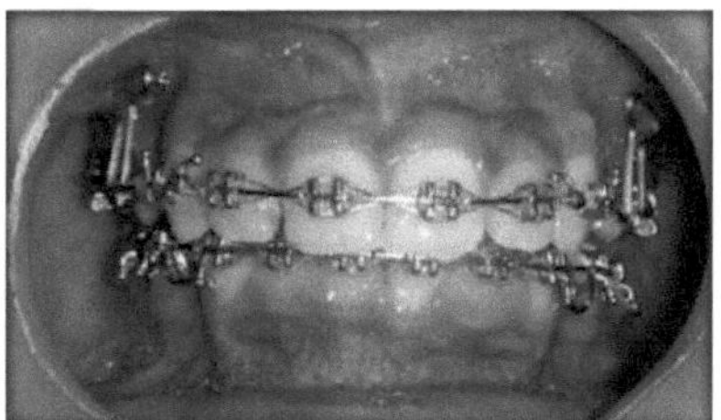

Inflamação gengival após a colocação de um aparelho fixo

O aumento gengival é uma sequela mais comum do tratamento ortodôntico do que outras manifestações[55]. Os aumentos fibrosos da gengiva associados a aparelhos ortodônticos fixos parecem ser transitórios, e geralmente pensa-se que o aumento desaparece após a terapia ortodôntica[56]. No entanto, também existem estudos que relatam que essa resolução não é completa[57]. O sobrecrescimento gengival induzido pelo tratamento ortodôntico apresenta uma aparência gengival fibrosa e espessada específica, diferente da gengiva frágil com vermelhidão gengival marginal mais frequentemente observada em lesões gengivais alérgicas ou inflamatórias[57,58] . No entanto, não existe uma definição clara sobre o seu início e histopatologia.

O sobrecrescimento gengival induzido pelo tratamento ortodôntico mostrou aumentos de tecido firmes e rosados, sem tendência a sangramento. O exame histológico da gengiva mostra um epitélio bem estruturado e espesso, com papilas alongadas e muito espessas inseridas em tecidos conjuntivos fibrosos.

Os aparelhos ortodônticos têm o potencial de danificar o suporte periodontal dos dentes tratados[59] . A perda óssea alveolar ocorre mais frequentemente em pacientes ortodônticos do que em indivíduos de referência, sendo a diferença pequena, mas significativa[60,61] . As bandas induzem mais inflamação gengival do que as ligações, o que não é surpreendente, uma vez que as bandas são mais retentivas de placa e as suas margens são frequentemente colocadas subgengivalmente. Boyd e Baumrind[62] mostraram que os valores para os índices de placa e gengival, tendência de sangramento e profundidade de bolsa eram todos significativamente maiores em dentes com bandas do que em dentes com colagem.

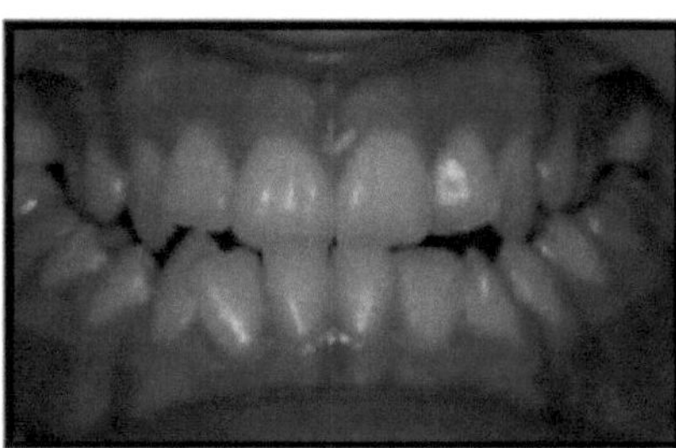

Boa higiene oral antes do tratamento ortodôntico

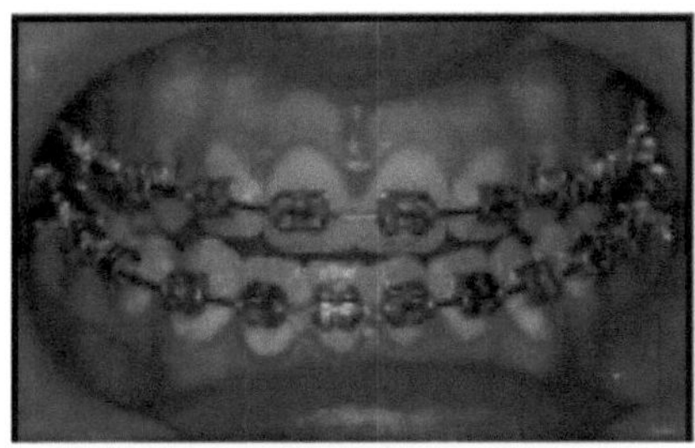

Acumulação de placa bacteriana e gengivite marginal observadas durante o tratamento ortodôntico

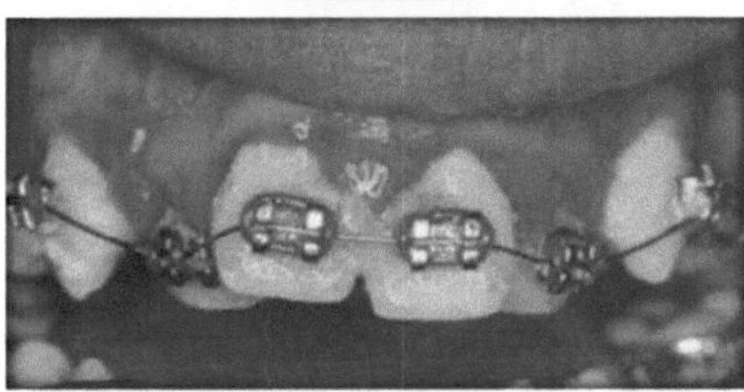

Falta crónica de higiene oral com acumulação de placa bacteriana na gengiva e à volta dos

brackets

RECESSÃO GENGIVAL

A recessão gengival é descrita como a exposição da superfície radicular por um deslocamento apical na posição da gengiva.

Na maioria das vezes, o tratamento ortodôntico parece não afetar o estado periodontal dos pacientes a longo prazo. Sadowsky e BeGole[63] estudaram um grupo que tinha recebido tratamento ortodôntico 35 anos antes. Compararam os resultados com os de um grupo de referência com más oclusões não tratadas. Não houve diferença significativa na prevalência geral de doença periodontal entre os dois grupos. Nenhum dano ou benefício significativo para as estruturas periodontais pode ser diretamente atribuído à terapia ortodôntica. No entanto, é raro que a gengiva volte a crescer nas áreas recuadas, especialmente se elas forem interproximais. O movimento labial dos incisivos inferiores pode resultar em recessão gengival.

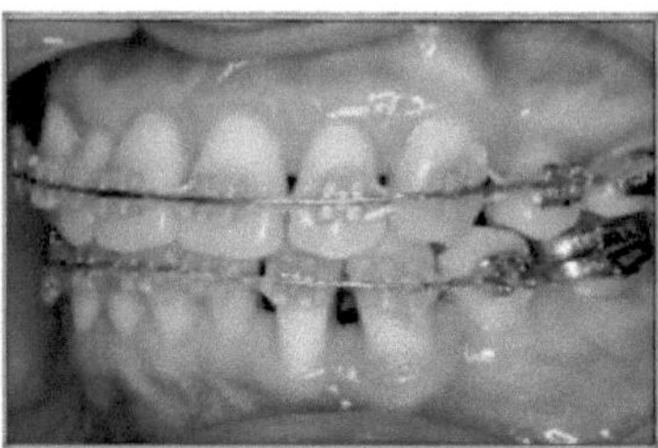

Recessão gengival interproximal observada devido a tratamento ortodôntico

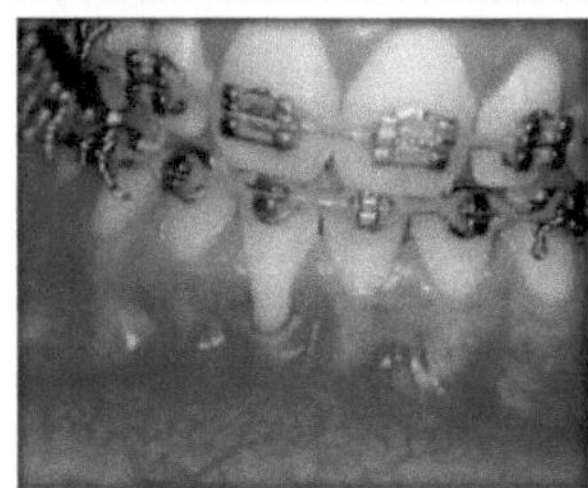

Recessão gengival associada ao tratamento ortodôntico

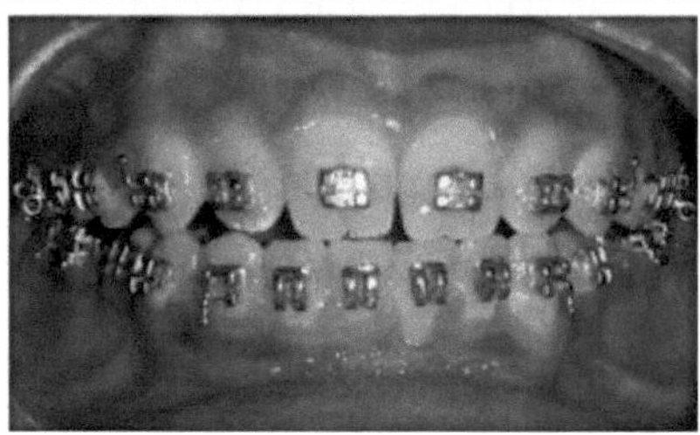

Recessão gengival observada na superfície labial do incisivo lateral inferior esquerdo

A recessão gengival e a perda de osso alveolar têm sido relatadas como resultado da deslocação dos dentes na presença de inflamação prévia .[64]

Assim, os pacientes com doença periodontal pré-existente requerem uma atenção especial, mas a perda óssea durante o tratamento não parece estar relacionada com a perda óssea anterior. A gengiva comprimida nos locais de extração pode, no entanto, produzir uma prega de tecido epitelial duradoura; mais frequentemente, isto ocorre na face vestibular dos locais de extração do primeiro pré-molar mandibular .[65]

Em pacientes com doença periodontal existente, deve ser enfatizada a necessidade de uma excelente higiene oral durante o tratamento. A utilização de ligaduras em vez de bandas nos molares e pré-molares pode ser mais apropriada, de modo a eliminar áreas de estagnação indesejadas. A retenção de placa aumenta com aparelhos fixos e a composição da placa também pode ser alterada.

Histologicamente

Há um aumento de microrganismos anaeróbios e uma redução de anaeróbios facultativos em torno das bandas, que são, portanto, periopatogénicos[66] . A instrução adequada de higiene oral é essencial em todos os casos de tratamento ortodôntico, e deve ser reforçada a utilização de adjuvantes como escovas de dentes eléctricas sónicas, escovas interproximais, colutórios com clorexidina, colutórios com flúor e limpeza profissional regular. No entanto, a motivação e a destreza do doente são fundamentais para o sucesso da higiene. Além disso, haverá sempre indivíduos cuja higiene oral é insatisfatória.

A experiência mostra que aqueles que são incapazes de manter um ambiente oral saudável na ausência de ortodontia fixa, irão falhar espetacularmente com os aparelhos colocados.

Tratamento

Os tratamentos para a recessão gengival variam consoante a quantidade de recessão, o tipo, a causa e também o resultado esperado do tratamento. Certos procedimentos de Cirurgia Plástica Periodontal podem criar tecido espesso que impedirá mais recessão, mas em alguns casos estes procedimentos podem não ser capazes de cobrir a recessão existente. Os procedimentos de cirurgia plástica são:

i. O enxerto gengival livre

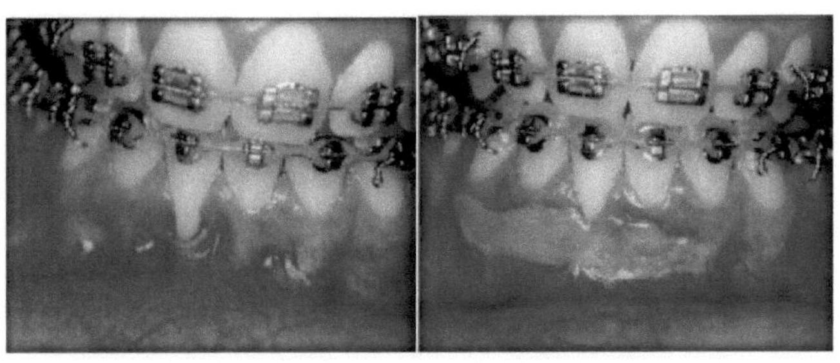

ii. O enxerto lateral

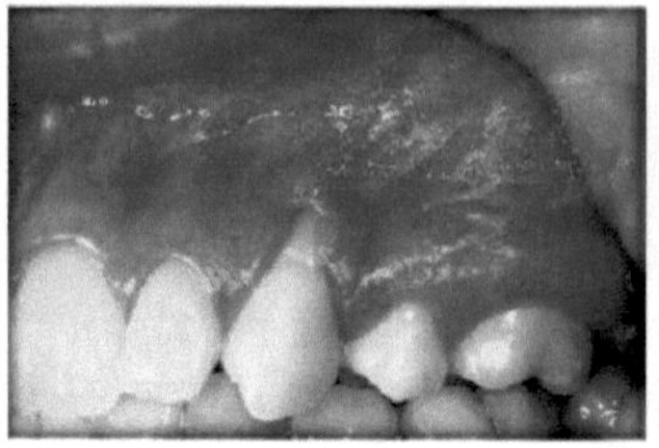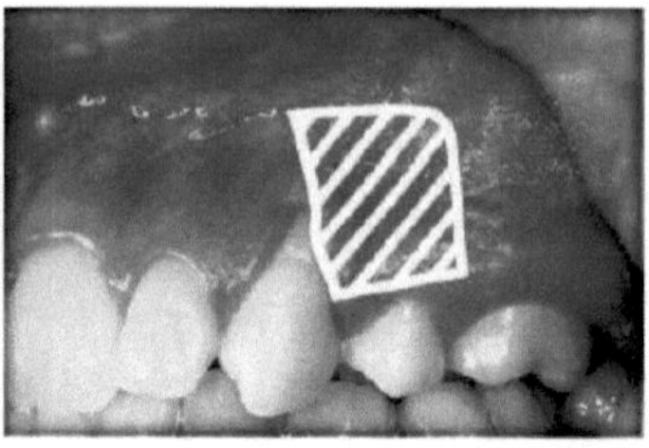

<u>Pre-treatment</u> **<u>Area from where pedicle flap will be taken</u>**

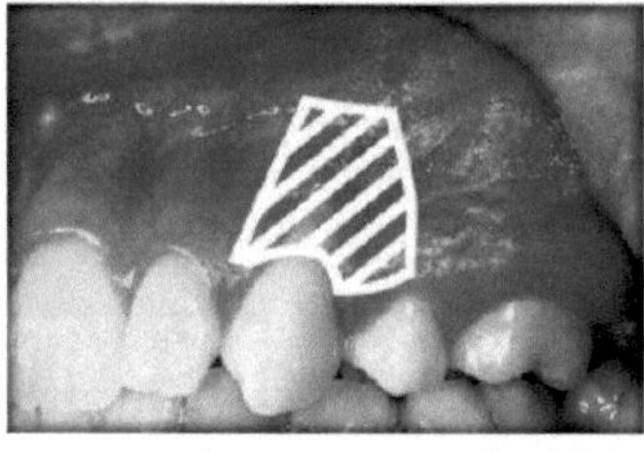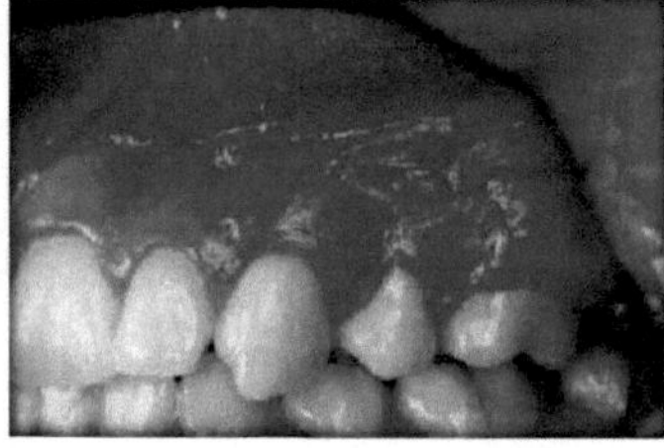

**<u>Rotation of the pedicle flap
to cover the recession</u>** **<u>Post-Treatment</u>**

iii. O enxerto de tecido conjuntivo subepitelial

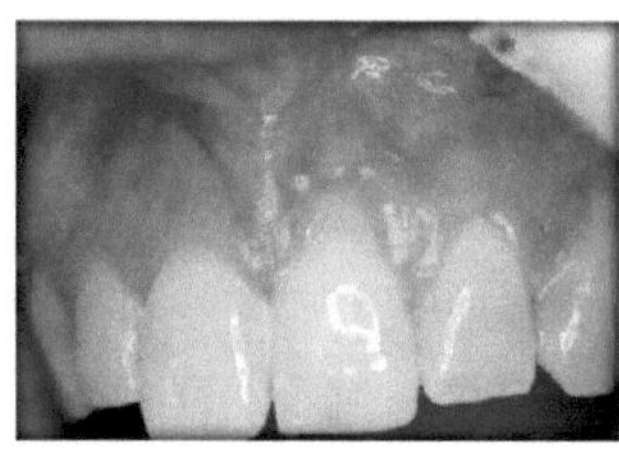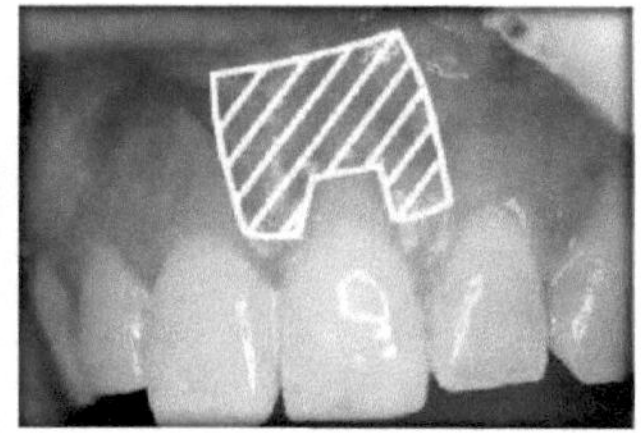

<u>Pre-Treatment</u> **<u>Area from where</u>**

<u>flap will be taken</u>

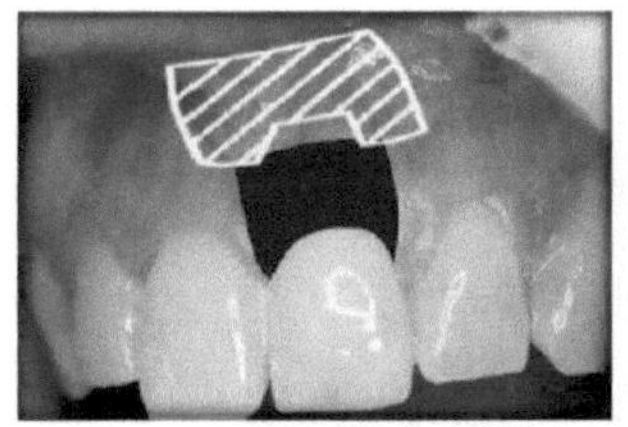

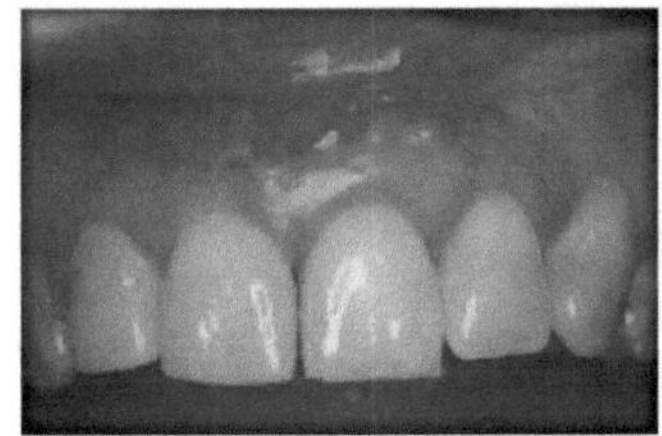

Gum tissue placed

over the root

Flap from base of recession

covering the graft

Post-Treatment

FENESTRAÇÃO / DEISCÊNCIA

O "osso acompanha o movimento dentário" é um axioma básico da Ortodontia, sugerindo que, sempre que ocorrer o movimento dentário ortodôntico, o osso ao redor do alvéolo alveolar será remodelado na mesma proporção. Como a reabsorção óssea ocorre na direção do movimento dentário, a redução do volume do osso alveolar, ora com espessura mínima, ora inexistente, é um fator complicador para o tratamento ortodôntico. Os fatores biológicos e biomecânicos estão intimamente relacionados e determinam os potenciais efeitos colaterais do tratamento ortodôntico, como reabsorção radicular externa, deiscência, fenestração e recessão gengival.

A deiscência alveolar é um defeito que resulta no rebaixamento da margem óssea da crista para expor a superfície da raiz. As fenestrações são áreas isoladas nas quais a raiz é desnudada de osso e a superfície da raiz é coberta apenas pelo periósteo e pela gengiva sobrejacente.

A ocorrência de deiscência e fenestração durante o tratamento ortodôntico depende de vários factores

i. A direção do movimento,

ii. a frequência e a magnitude das forças ortodônticas, e

iii. o volume e a integridade anatómica dos tecidos periodontais.

Para evitar estes problemas, a morfologia alveolar deve ser determinada antes do tratamento ortodôntico através de imagens, que mostram a topografia e a anatomia óssea.

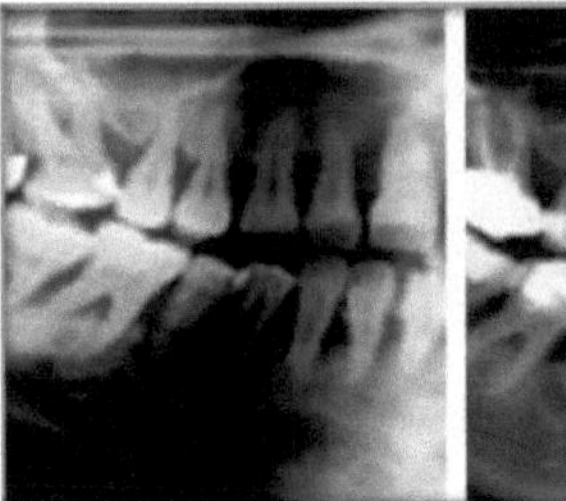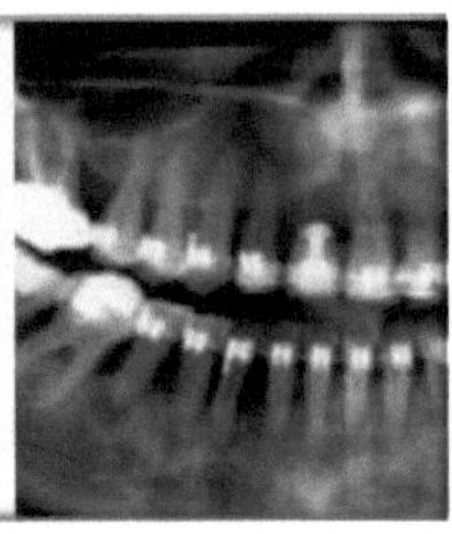

Após a extrusão dos pré-molares mandibulares esquerdos que inicialmente (à esquerda) tinham defeitos ósseos verticais largos à volta do ápice, formou-se novo osso à volta dos dentes (à direita)

BOLSAS PERIODONTAIS E PERDA ÓSSEA

Num estudo clássico, Ericsson et al, em 1977, descobriram que os aparelhos ortodônticos podem potencialmente causar gengivite e progredir para periodontite, especialmente durante os movimentos de inclinação e intrusão. Isso ocorre porque a bolsa gengival tende a se aprofundar quando os dentes são inclinados ou intruídos, resultando no desenvolvimento de uma pseudobolsa.

Uma pseudobolsa é causada quando o tecido se aglomera ou se posiciona mais alto na superfície da coroa à medida que os dentes se inclinam e leva a um aumento da profundidade da bolsa. Quando isto ocorre, a bolsa mais profunda proporciona uma oportunidade para a colonização de bactérias subgengivais e inicia a degradação periodontal.

Num outro estudo clássico, Wennstrom et al. demonstraram, num modelo animal, que a periodontite ativa moderada a avançada durante o tratamento com aparelhos fixos pode potencialmente causar uma perda óssea acelerada para além da que poderia ser explicada apenas pela acumulação de placa bacteriana.

Esta perda óssea acelerada é aparentemente uma resposta sinérgica em pacientes que têm simultaneamente periodontite ativa moderada a avançada e tratamento ortodôntico com aparelhos fixos. Esta resposta exagerada é o resultado de uma resposta sinérgica do tratamento ortodôntico com a doença inflamatória causada pela placa bacteriana.

O mecanismo mais provável para esta resposta sinérgica e acelerada é o facto de as forças ortodônticas provocarem o alargamento do ligamento periodontal com a subsequente mobilidade clínica.

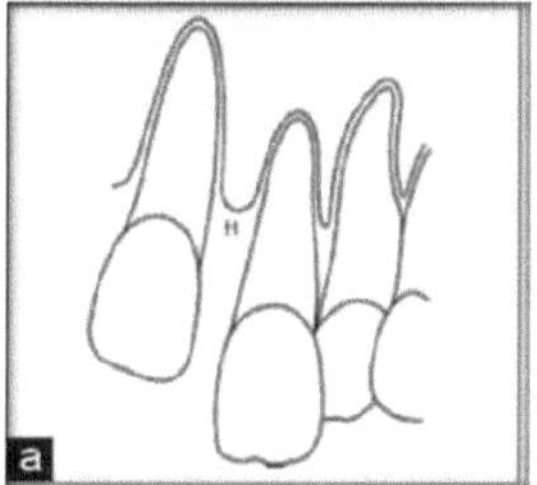

(a)Perda óssea grave, espaçamento e extrusão dos incisivos. Defeito horizontal (H) à volta do incisivo central superior esquerdo

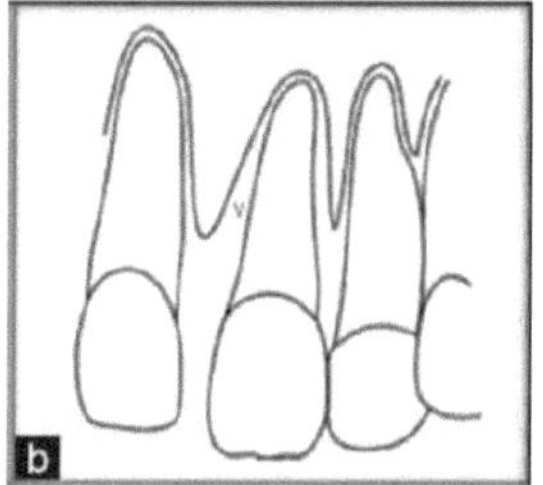

(b)   A intrusão ortodôntica altera a topografia do defeito para um defeito vertical (V) e um defeito estreito

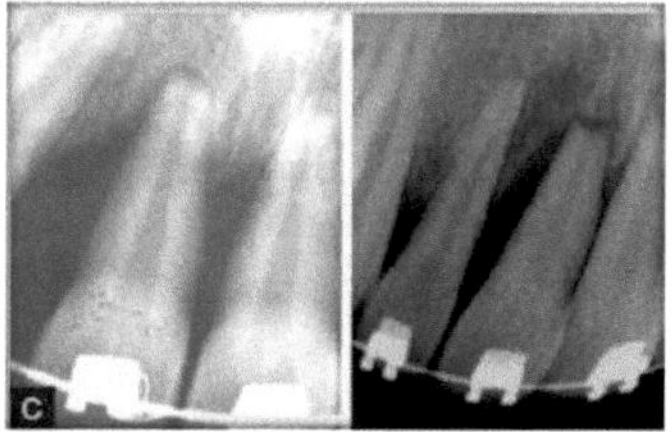

(c)Intrusão ortodôntica no caso apresentado, alterando a topografia do defeito horizontal original

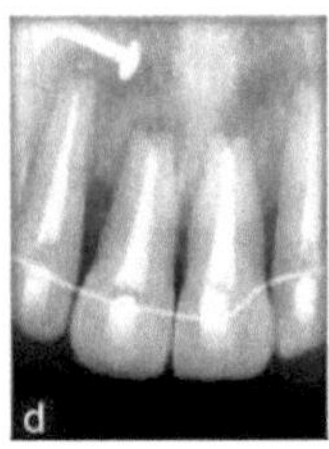

(d) **Um defeito de parede em relação ao incisivo central direito antes da cirurgia regenerativa periodontal**

Perda óssea

Os septos interdentários podem estar reduzidos em altura, com a crista horizontal e perpendicular ao longo eixo dos dentes adjacentes, ou pode haver perda óssea vertical ou angular. Uma redução de apenas 1,0 mm na espessura da placa cortical é suficiente para permitir a visualização radiográfica da destruição das trabéculas esponjosas internas.

Num periodonto saudável, independentemente da direção em que um dente é movido, o osso à volta do dente remodela-se sem danificar os tecidos de suporte. O osso deve seguir o dente nas mudanças de posição; este princípio é utilizado para criar mudanças alveolares favoráveis em pacientes com defeitos periodontais.

Evidências significativas demonstram que o desenho dos molares inclinados mesialmente para cima reduz a profundidade da bolsa e melhora a morfologia óssea alterada. O osso na mesial irrompe à medida que o molar se inclina para distal. Quando os molares são verticalizados, a ligação do tecido conjuntivo no aspeto mesial do molar ao osso da crista cria tensão e permite a remodelação do osso.

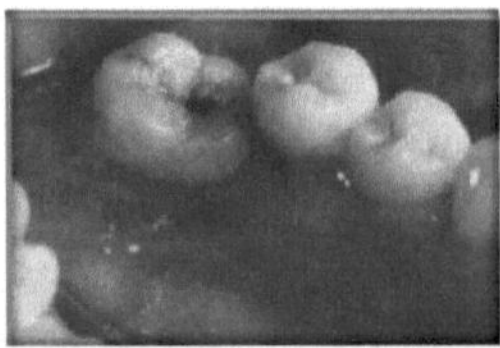

Mesially inclined molar before being uprighted

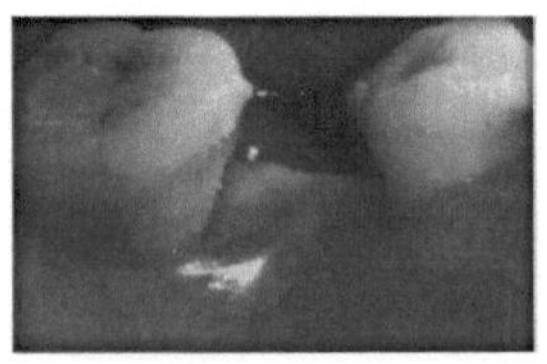

Reduction of mesial soft tissue pocket depth

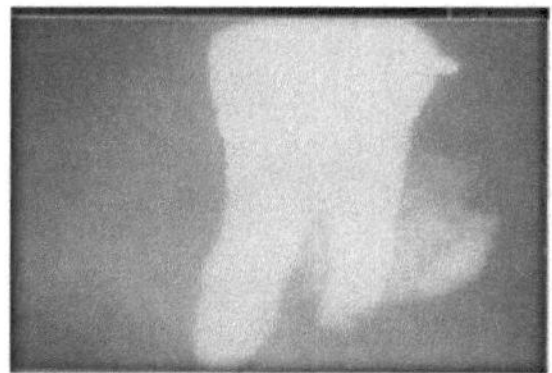

<u>Radiografia de um caso clínico humano após a verticalização de um dente</u>

Extrusão - A extrusão, ou erupção, de um dente ou de vários dentes, juntamente com a redução da altura da coroa clínica, tem sido referida como sendo capaz de reduzir defeitos infra-ósseos e diminuir a profundidade da bolsa. A extrusão de um dente individual é utilizada especificamente para a correção de lesões ósseas periodontais isoladas. Estudos demonstraram que a erupção na presença de inflamação gengival reduz o sangramento à sondagem, diminui a profundidade de bolsa e até provoca a formação de novo osso na crista alveolar à medida que os dentes erupcionam, sem a presença de qualquer fator oclusal e enquanto os controlos permanecem inalterados. A erupção ou verticalização de molares sem destartarização e alisamento radicular em pacientes humanos demonstrou reduzir o número de bactérias patogénicas.

Intrusão - Evidências **conflitantes** têm sido relatadas em relação aos benefícios da intrusão de dentes individuais. Um estudo relatou que a intrusão de dentes individuais não resultou no desenvolvimento de bolsas. Este mesmo investigador tinha relatado anteriormente que a intrusão em macacos induziu o aumento de novos níveis de ligação após operações de retalho para excisar o epitélio da bolsa e colocar um entalhe experimental na raiz. É bem conhecido na investigação periodontal que os cães e os macacos apresentam novas ligações durante a cicatrização normal após procedimentos de retalho cirúrgico sem movimento dentário, e este facto foi descrito. Outros observaram que a intrusão pode resultar em reabsorção radicular, distúrbios pulpares e formação incompleta da raiz em indivíduos mais jovens. Os clínicos advertiram que a intrusão de dentes anteriores durante o nivelamento do plano oclusal para corrigir a sobremordida pode aprofundar defeitos infra-ósseos em dentes individuais. Esses relatos conflitantes indicam que a intrusão pode ser um tipo de movimento mais perigoso; como a força é concentrada no ápice, a reabsorção radicular tem sido uma sequela bem conhecida, e forças leves têm sido recomendadas.

Foi relatado que a intrusão altera as relações entre a junção cimento-esmalte (CEJ) e a crista angular e cria apenas raízes de ligação epitelial; por conseguinte, um doente periodontalmente suscetível corre um maior risco de futura rutura periodontal.

Radiografias dos dentes anteriores inferiores mostrando perda de osso antes da destartarização. As radiografias inferiores foram tiradas após a destartarização. Note-se que a perda óssea é horizontal (cristas alveolares niveladas) entre os grupos de caninos e incisivos. A forma ideal de reduzir a sobremordida teria sido reduzir as coroas com uma broca de alta velocidade e melhorar a relação coroa/raiz, mantendo o nível ósseo entre os dentes adjacentes. Em vez disso, os dentes foram unidos de acordo com o bordo incisal e intruídos.

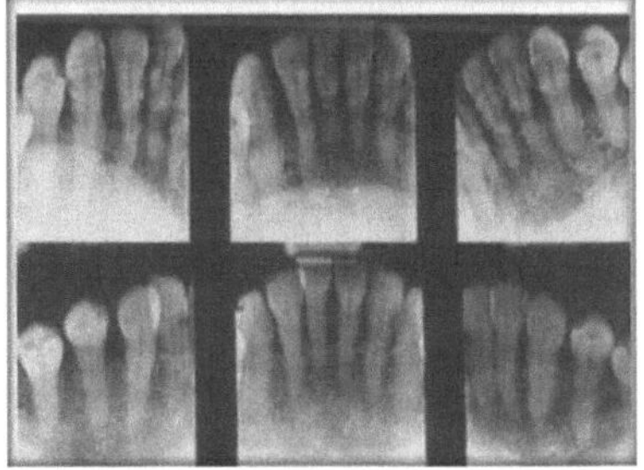

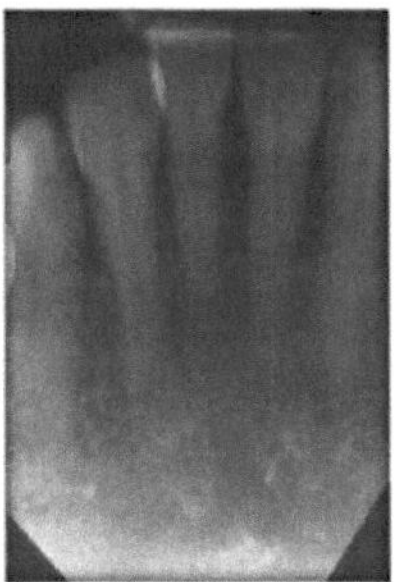

Radiografia periapical pré-ortodôntica dos dentes anteriores inferiores antes da intrusão.

Notar o nível da crista alveolar entre o canino e os incisivos laterais.

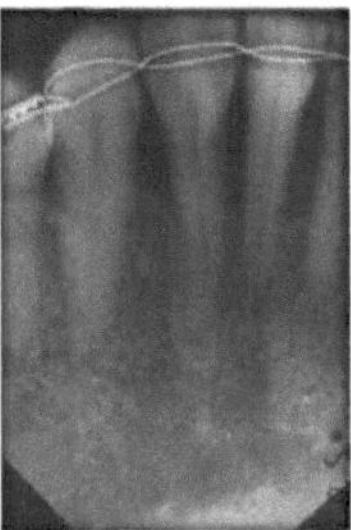

Radiografia periapical da área anterior inferior após a intrusão. Note-se que a junção cemento-esmalte já não está nivelada entre o canino e os incisivos laterais; no entanto, foi

Inclinação - Quando uma única força é aplicada à coroa do dente, o dente pode girar em torno do seu centro de resistência (para um incisivo, aproximadamente o ponto médio da raiz) e a compressão (pressão) é aumentada na crista e no ápice da raiz. Neste caso, metade do ligamento periodontal tem o potencial de receber alta pressão de uma força essencialmente leve.

Experiências em beagles demonstraram que, com movimentos de inclinação e intrusão, as forças eram capazes de causar a conversão de uma lesão gengival numa lesão associada à perda de inserção. Nos movimentos de inclinação, a força deve ser ligeira e a área deve ser mantida limpa para evitar a formação de defeitos ósseos angulares.

O movimento corporal para dentro **de um defeito** - O movimento para dentro de defeitos periodontais infra-ósseos - não resultou na regeneração da inserção, não ocorreu mais perda de inserção do tecido conjuntivo. Estudos recentes mostram que o movimento corporal do dente pode aumentar a taxa de destruição da ligação do tecido conjuntivo dos dentes com bolsas infra-ósseas inflamadas.

CLASSIFICATION OF PERIODONTAL HEALTH OF ADULT PATIENTS

Level of periodontal disease	Therapy prescribed	Provider
Incipient periodontal disease	1. Scaling and curettage	General dentist
	2. Patient education for home care	
	3. 2 to 6 month maintenance intervals while in fixed appliances	
Moderate periodontal disease	1. Oral physiotherapy	Periodontist
	2. Scaling	
	3. Definitive osseous surgery 6 to 8 weeks before orthodontics	
	4. Orthodontic tooth movement	Orthodontist
	5. 4 to 16 week maintenance intervals during orthodontics	
	6. Periodontal reevaluation 12 weeks after appliances are removed	Periodontist
Advanced periodontal disease	1. Oral physiotherapy	
	2. Scaling	
	3. Periodontal curettage (open-flap clean-out)	
	4. Orthodontics	Orthodontist
	5. Periodontal reevaluation	Periodontist
	6. Temporization (if needed)	General dentist
	7. Definitive osseous surgery	Periodontist
	8. Final restorative dentistry	General dentist

TRIÂNGULOS ESCUROS

Os triângulos escuros podem ser vistos como uma abertura gengival inestética durante o curso do tratamento ortodôntico devido às duas razões seguintes[67] :-

(i) Perda de fixação devido a doença periodontal, que tem uma probabilidade acrescida devido à dificuldade de manutenção da higiene oral devido aos vários acessórios ortodônticos.

(ii) Quando os dentes anteriores apinhados e rodados são corrigidos ortodonticamente (especialmente em adultos), o conetor move-se incisalmente, levando ao aparecimento de triângulos negros.

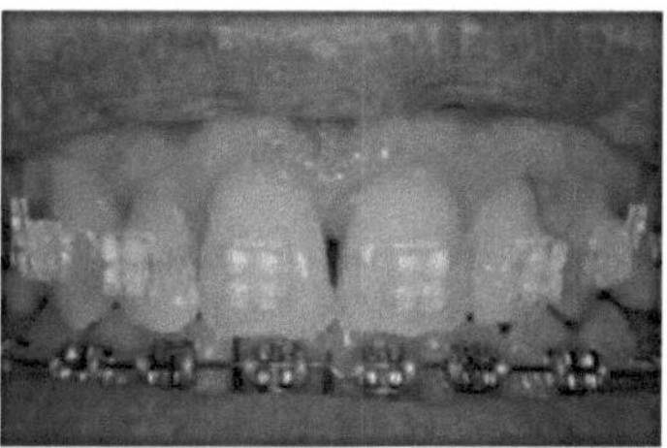

Triângulo escuro observado durante o tratamento ortodôntico

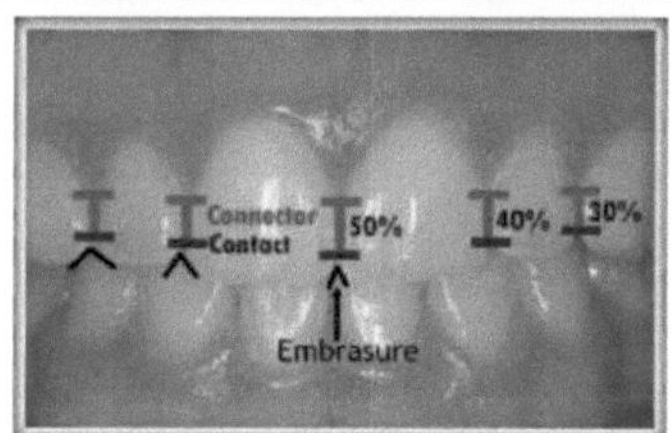

Assim, a manutenção de uma higiene oral adequada deve ser aconselhada e monitorizada durante todo o tratamento para evitar qualquer perda de ligação. Se essas áreas inestéticas aparecerem, podem ser tratadas mais facilmente removendo o esmalte no ponto de contacto para que os dentes possam ser aproximados. Mover o ponto de ligação apicalmente elimina a maior parte, se não todo, o espaço. No entanto, deve-se ter cuidado para não distorcer as relações proporcionais dos dentes entre si e, se possível, a progressão das alturas dos conectores deve ser mantida. Tanto os triângulos negros reais como os potenciais devem ser anotados durante o exame e o paciente deve estar preparado para remodelar os dentes mais tarde para minimizar o problema estético.

OCLUSÃO E TMJ

DTM é um termo coletivo que engloba um número de problemas clínicos que envolvem a musculatura mastigatória, a ATM e estruturas associadas, ou ambas[68] . Portanto, as DTMs são distúrbios dolorosos músculo-esqueléticos do sistema mastigatório. A medicina dentária interessou-se por estas perturbações porque a oclusão dos dentes pode influenciar grandemente a função mastigatória. Ao longo dos anos, tem havido muito debate profissional sobre a forma como a oclusão dentária influencia a função da mandíbula e, em última análise, como esta relação pode levar a DTM. Portanto, se a oclusão desempenha, de facto, um papel significativo na etiologia das DTM, o ortodontista pode e deve desempenhar um papel importante na gestão destes distúrbios.

A maioria, se não todas, as terapias ortodônticas podem alterar a oclusão do paciente. Os ortodontistas precisam de estabelecer os seus objectivos de tratamento, considerando tanto a posição oclusal como a posição estável da articulação. O estabelecimento da estabilidade ortopédica na mastigação é um conceito importante para a manutenção de um sistema mastigatório saudável durante toda a vida.

Devido a uma interdigitação inadequada, ocorre uma relação cúspide-fossa defeituosa, levando a mandíbula a fechar-se numa orientação incisal anterior, o que pode causar uma saúde periodontal comprometida, mais propensa a cáries, e pode também afetar a articulação temporomandibular, levando a DTMs.

DANOS NOS TECIDOS MOLES

Os tecidos moles intra-orais e extra-orais podem ser danificados das seguintes formas

* Danos diretos causados por componentes amovíveis ou fixos,

* Complicações dos tecidos moles devidas a implantes

* Danos indirectos por reacções alérgicas ao níquel e ao látex, sílica de alginato, monómero de acrílico

A) DANOS DIRECTOS CAUSADOS POR COMPONENTES AMOVÍVEIS OU FIXOS

(i) Aparelhos removíveis

Os aparelhos removíveis são utilizados principalmente sob a forma de retentores no final do tratamento ortodôntico fixo ou para o tratamento de problemas ortodônticos menores que podem exigir movimentos simples, ou seja, inclinação controlada ou não controlada. Isto pode envolver o risco de alergia ao componente acrílico e de impacto nos tecidos devido a arestas vivas e componentes de arame (fechos de retenção, molas, retractores de caninos, etc.). A alergia e a toxicidade podem ocorrer devido ao material não polimerizado da resina acrílica e é considerada máxima imediatamente após a polimerização, embora a citotoxicidade possa ainda ser observada dois anos após a polimerização .[64,69]

Os cortes inferiores devem ser bloqueados antes da acrilização e as arestas afiadas do aparelho devem ser cuidadosamente arredondadas para evitar qualquer trauma durante a inserção e remoção do aparelho. O paciente deve ser chamado de volta alguns dias após a colocação do aparelho para verificar se há algum impacto nos tecidos.

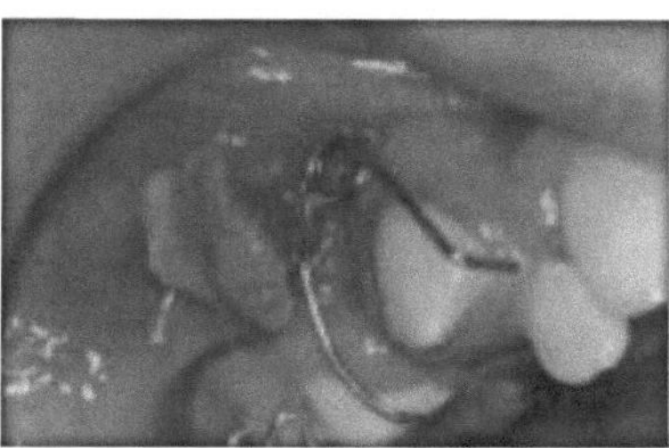

Traumatismo da mucosa causado por um componente de um aparelho removível

(ii) Aparelho fixo e seus componentes, ou seja, arcos, braquetes, bandas, elásticos.

Lacerações/úlceras na gengiva e na mucosa oral podem ocorrer frequentemente na fase inicial do tratamento, à medida que o paciente se acostuma com os aparelhos fixos, durante o tratamento ou entre sessões, devido à fricção dos lábios e bochechas no arco, braquetes, bandas e presilhas, especialmente quando longos trechos de fio sem suporte encostam nos lábios. Actividades musculares excessivas da bochecha ou da língua actuam como um gatilho. Aparelhos soltos ou partidos ou golpes na boca também podem ser uma causa potencial de lesões nos lábios e bochechas.

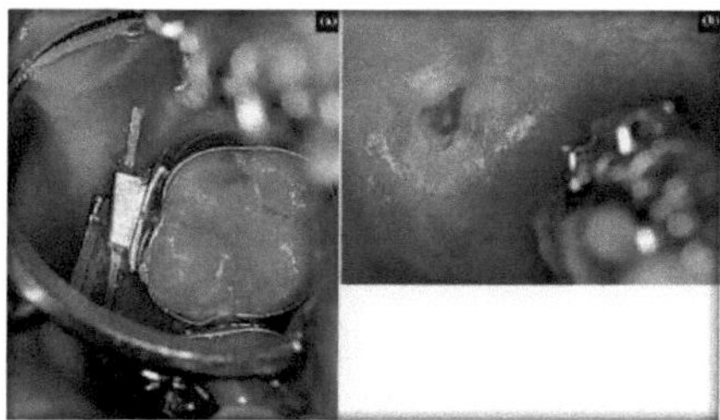

Traumatismo na bochecha devido a um comprimento distal do fio de arcada demasiado longo, resultando numa úlcera

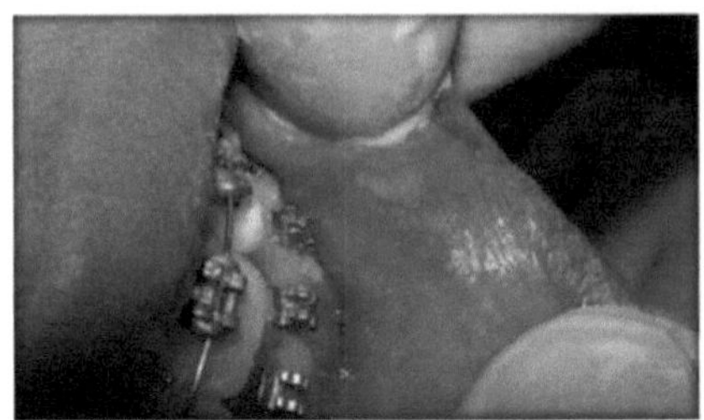

<u>Ulceração da mucosa labial devido à fricção com o suporte canino</u>

Embora os tecidos orais se adaptem rapidamente a um novo aparelho, formando uma fina camada queratinizada, a utilização de cera dentária sobre o bracket e de tubos de borracha sobre o fio sem suporte pode reduzir o trauma e o desconforto .[70]

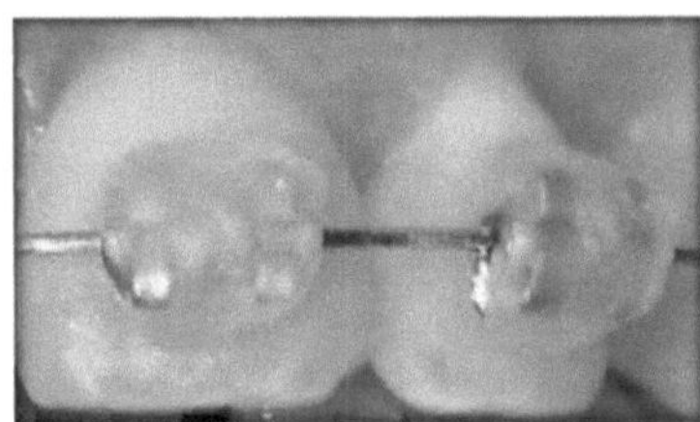

<u>A cera dentária colocada sobre um bracket pode aliviar a dor da ulceração no lábio e na mucosa</u>

Arco transpalatal / Arco lingual

Ocasionalmente, o arco transpalatino ou os arcos linguais podem causar traumatismo no palato, na mucosa lingual ou na língua, se não for providenciado um espaço adequado para os tecidos moles durante o seu fabrico e colocação.

Equipamento para a cabeça

Classificação dos ferimentos provocados pelo arnês

Samuels e Jones[71] classificaram os tipos de ferimentos provocados por equipamento de cabeça da seguinte forma:

- desprendimento acidental durante o jogo (27% de todas as lesões causadas pelo arnês);

- manuseamento incorreto (27% de todas as lesões causadas por arneses);

- desprendimento por outra criança (19% de todos os ferimentos com arnês); e

- desengate durante o sono (27% de todas as lesões causadas por arneses).

Precauções a adotar

i. Para minimizar o risco de lesões, os arneses dispõem atualmente de dispositivos de segurança que impedem a sua deslocação acidental ou o seu recuo para o rosto ou para os olhos.

ii. É obrigatória a utilização de arcos de segurança, correias rígidas para o pescoço e produtos de libertação rápida para evitar que o arco se solte dos tubos molares ou actue como projétil.

iii. Não devem ser usados durante o jogo e a correia do arnês deve ser sempre retirada antes de o arco facial ser desengatado .[71]

iv. Os doentes devem receber instruções de segurança verbais e escritas após a colocação do arnês .[71]

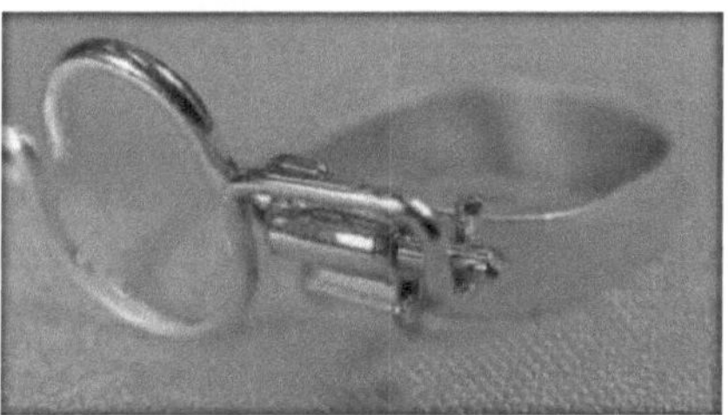

<u>Arco de segurança Kloehn com laços recurvados para extremidades distais suaves para evitar ferimentos se o arco se desengatar</u>

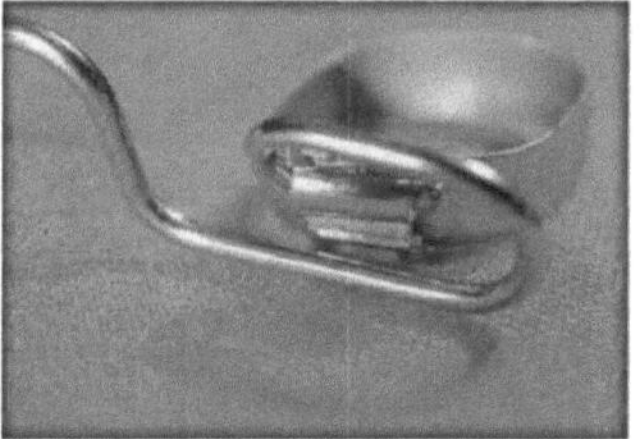

<u>Arco de segurança Kloehn com mecanismo de bloqueio Nitom para evitar o desengate do tubo molar</u>

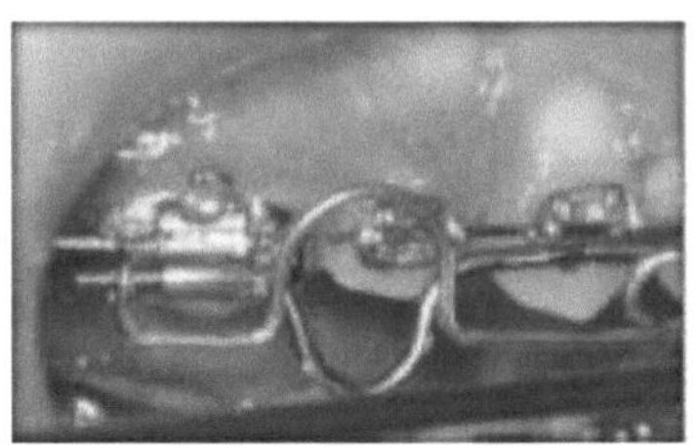

<u>Arco do arnês de segurança NiTom, tem um braço adicional que se prende sobre o arco do arnês distal ao tubo molar</u>

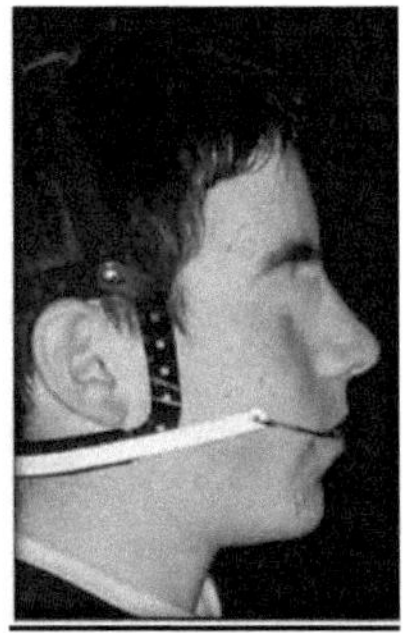

<u>Arnês de cabeça Interlandi com uma correia de segurança Masel rígida para segurar o arco de Kloehn e impedir o desengate dos tubos bucais</u>

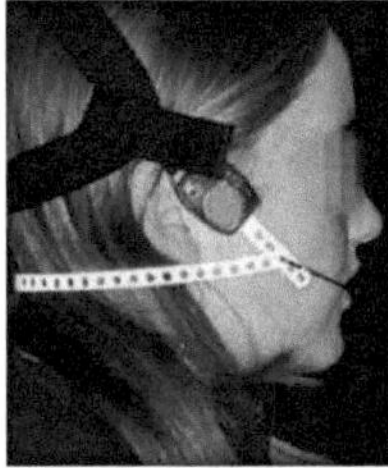

<u>Fixação do arnês de libertação rápida</u>

Laços, arcos utilitários

Estes são frequentemente utilizados durante o tratamento ortodôntico para o fecho de espaços, manutenção de espaços ou intrusão. Deve ter-se o maior cuidado durante o seu fabrico, uma vez que se estendem até à área vestibular e são propensos ao impacto tecidular. Mesmo pequenas quantidades de impacto contínuo nos tecidos, se não forem notadas, podem levar a problemas sérios como ulceração ou hiperplasia tecidual ao redor da alça. Em situações extremas, a ansa pode ficar completamente embebida no tecido hiperplásico, exigindo uma excisão cirúrgica para remoção. Assim, o fabrico cuidadoso e a monitorização regular são essenciais para evitar estas complicações indesejáveis. Os segmentos horizontais longos e sem suporte do arco de utilidade podem ser cobertos com tubos de borracha para evitar o impacto nos tecidos e o desconforto do doente.

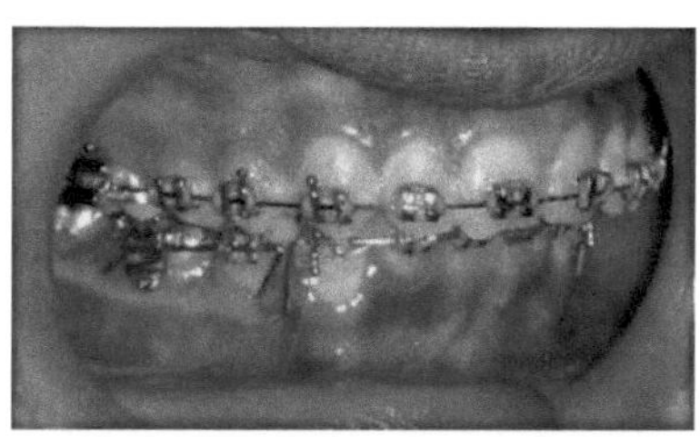

Impacto da ansa na mucosa bucal

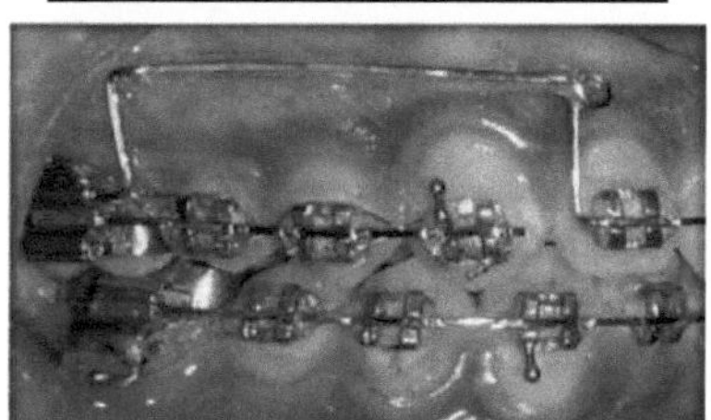

Manga colocada à volta do segmento horizontal longo e sem apoio do arco de utilidade

B. COMPLICAÇÕES DOS TECIDOS MOLES RELACIONADAS COM OS IMPLANTES

A introdução dos microimplantes na ortodontia, como uma excelente fonte de ancoragem esquelética, levou à sua ampla utilização em várias situações críticas de ancoragem. O seu desenho simples e a facilidade de implantação tornam-nos confortáveis para os pacientes. No entanto, não estão isentos de potenciais problemas e complicações nos tecidos moles.

Os seguintes tipos de complicações podem ocorrer com os mini-parafusos:-

a) Estabilidade primária inadequada

A estabilidade primária de um mini-implante é fraca nos casos em que o córtex é mais fino do que 0,5 mm e a densidade do osso trabecular é baixa. Também pode ocorrer devido a uma perfuração excessiva (mais do que o diâmetro do mini-implante) ou trauma excessivo durante a colocação.

b) Ulceração / traumatismo dos tecidos moles que cobrem o implante

A cabeça do implante pode ser coberta com uma camada de compósito ou o doente pode ser instruído para manter a superfície do implante coberta com um pedaço de algodão húmido para evitar traumas e ulcerações subsequentes.

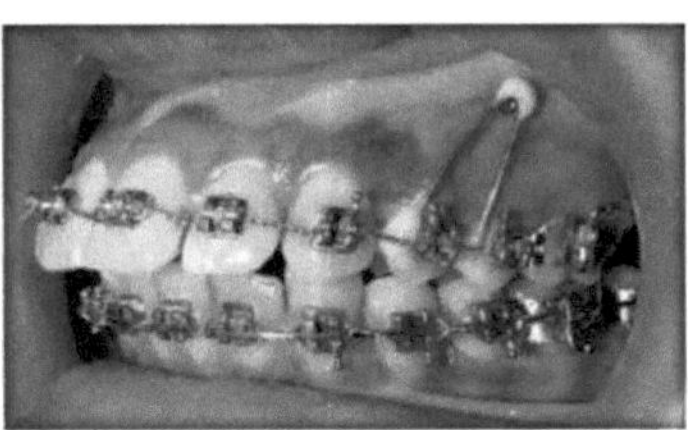

Cabeça do implante coberta com uma camada de compósito para a tornar lisa e evitar a ulceração dos tecidos moles sobrejacentes

c) Peri-implantite

Pode ocorrer inflamação do tecido gengival à volta do implante se o doente não mantiver uma higiene oral adequada. Os doentes devem ser motivados e instruídos para manterem um elevado nível de higiene oral durante todo o tratamento. Pode também ser prescrito um elixir bucal com clorexidina a 0,2%.

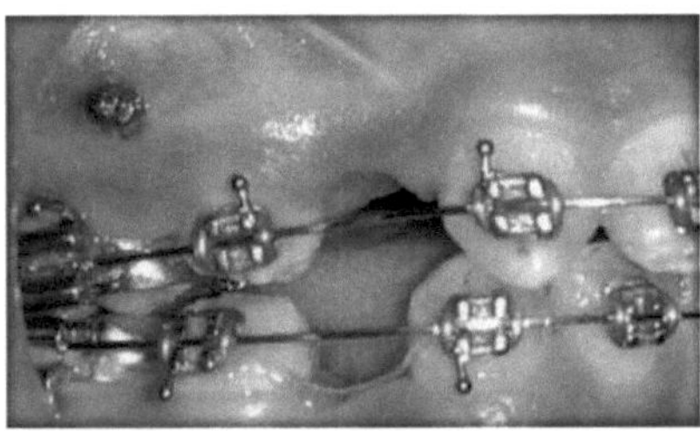

Peri-implantite devido a má higiene oral

d) Mobilidade retardada

A força óptima que um mini-implante pode suportar é de 50N - 450N73. A mobilidade retardada e a falha podem ocorrer devido a uma sobrecarga do implante superior a 450N. Este parafuso deve ser removido e substituído.

e) Fratura do parafuso durante a remoção

As forças laterais durante a remoção podem causar fratura. É raro se for retirado a direito. Se o microimplante for deixado durante muito tempo, também pode provocar uma fratura aquando da remoção, em resultado de uma osteointegração parcial ou total.

A falha do implante (mobilidade/fratura) pode ocorrer devido a factores relacionados com o parafuso, o operador e/ou o doente

> *Problemas relacionados com o parafuso*[74]

> *Problemas relacionados com o operador'*[74]

> *Problemas relacionados com os doentes*[74]

<h2 style="text-align:center">C. ALERGIA</h2>

(i) Alergia ao níquel

A hipersensibilidade ao níquel afecta três em cada dez pessoas da população em geral[72] . O níquel encontra-se em fios ortodônticos, bandas, brackets e arnêses. Os doentes tornam-se sensíveis ao níquel devido ao contacto prévio com jóias, óculos e relógios[72] . As mulheres são mais susceptíveis, talvez devido à colocação de piercings nas orelhas. Os sinais e sintomas intra-orais de hipersensibilidade ao níquel são raros porque as concentrações de níquel necessárias para provocar uma reação na boca são mais elevadas do que as necessárias na pele[75] . Os sinais intra-orais são muito variáveis e difíceis de diagnosticar. Estes incluem perda de paladar ou gosto metálico, dormência, sensação de queimadura, dor na parte lateral da língua, queilite angular e áreas eritematosas ou gengivite grave na ausência de placa bacteriana[76] . Uma vez que estes sinais e sintomas são difíceis de detetar, a alergia ao níquel em resposta a aparelhos ortodônticos pode ser subdiagnosticada.

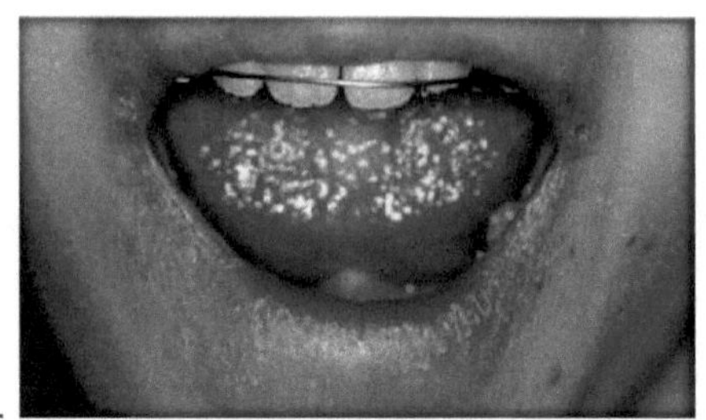 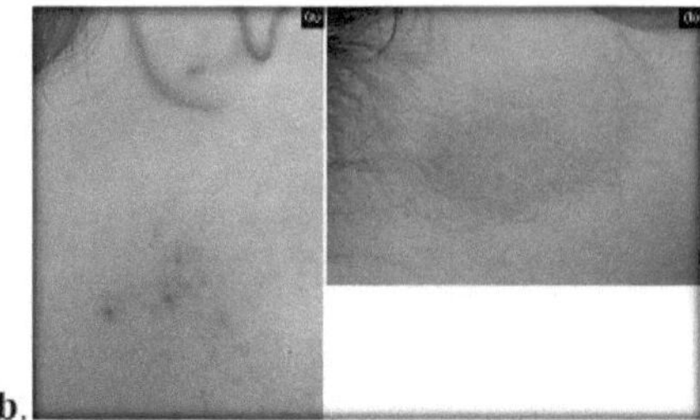

a. Reação alérgica eritematosa devida a alergia ao níquel

b. Alergia ao níquel (dermatite de contacto) num utilizador de arnês

No caso de doentes sensíveis, as peças metálicas expostas devem ser cobertas com fita adesiva ou gesso ou a utilização do arnês deve ser suspensa.

(ii) Alergia ao látex

A sensibilidade ao látex pode ocorrer em resposta ao contacto com luvas de látex, ligaduras elastoméricas ou elásticos intra e extra-orais. Os locais mais frequentemente afectados são a gengiva e a língua, mas a região perioral também pode ser afectada[77] A sensibilidade ao látex de borracha natural está associada à atopia, reflectindo uma predisposição para a produção de anticorpos IgE. Os principais tipos de reação ao látex de borracha natural (NRL) são a dermatite de contacto irritante, a dermatite de contacto alérgica e a alergia ao NRL. A prevalência da alergia ao NRL foi registada como sendo inferior a 1% na população em geral e 5-15% nos profissionais de saúde[78] . Uma história clínica normal identifica normalmente os doentes com alergia a NRL confirmada. A hipersensibilidade a determinados alimentos, como o abacate, a batata, a banana, o tomate, a castanha, o kiwi e a papaia, está associada à alergia ao NRL .[79]

Em pacientes sensíveis ao látex, podem ser utilizadas ligaduras de aço ou braquetes autoligáveis. O plano de tratamento poderá ter de ser modificado, evitando a tração de Classe II ou Classe III com elásticos .[80]

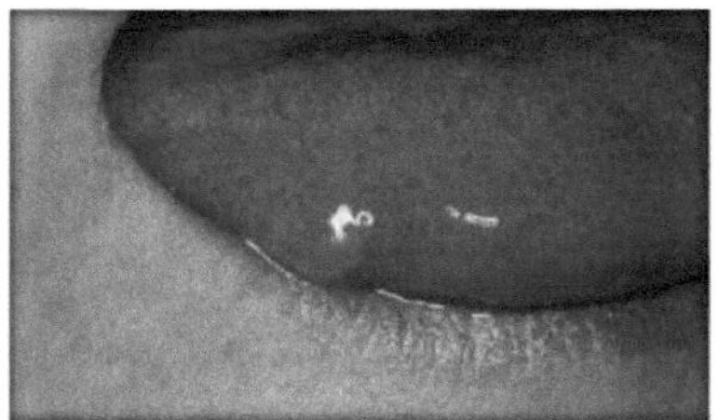

Reação alérgica na língua devido a alergia ao látex

FRACTURA DOS DENTES

A descolagem dos acessórios ortodônticos, bem como a remoção do material de ligação residual da superfície do esmalte, é uma parte integrante do tratamento ortodôntico.

O descolamento de molares comprometidos apresenta um risco de fratura dentária, particularmente se as bandas tiverem propriedades de retenção aumentadas devido a factores como a utilização de micro-corrosão juntamente com cimento de glassionomer.[81]

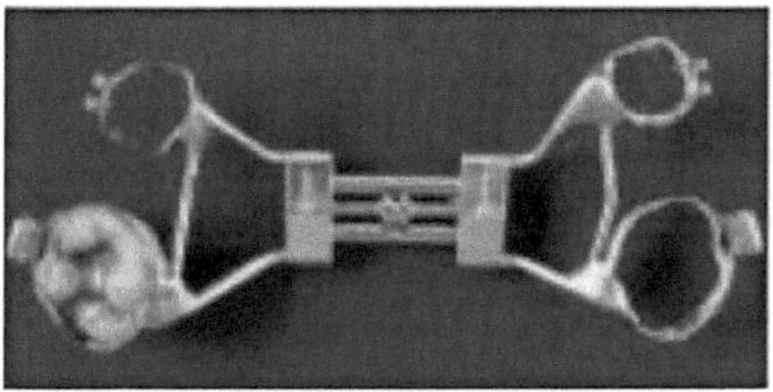

Decoração de uma coroa do primeiro molar superior durante a remoção de um aparelho de expansão rápida do maxilar.

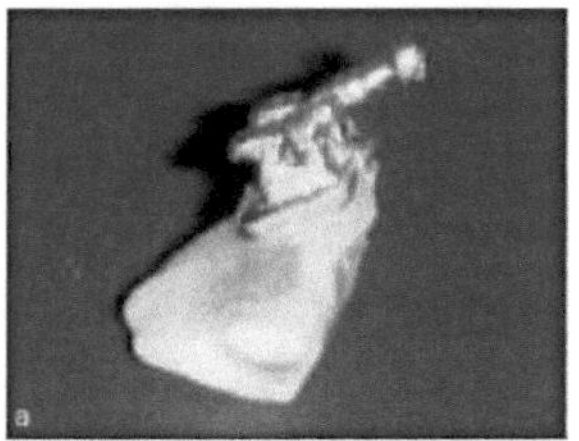

O canino inferior esquerdo fracturou obliquamente através da dentina no bordo gengival do bracket. A polpa não foi exposta e o paciente estava assintomático.

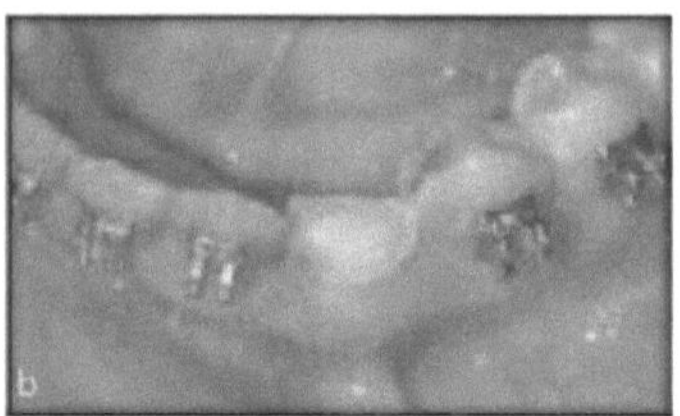

A coroa clínica remanescente imediatamente após a fratura

Prevenção

Em todos os aspectos da medicina, o velho ditado diz que é melhor prevenir do que remediar. A fratura de um dente durante a descolagem e a descolagem é angustiante para o paciente e desanimadora para o ortodontista; por isso, a prevenção é uma parte vital do tratamento.

História

É sempre necessária uma história completa do paciente, em particular para verificar se houve algum episódio anterior de trauma dentário que possa predispor o dente afetado a fissuras ou fratura.

Exame clínico

O ortodontista deve ter um cuidado especial com dentições muito restauradas. Restaurações de amálgama grandes e profundas em molares podem levar a problemas no descolamento. O ortodontista também deve examinar as radiografias pré-tratamento para detetar sinais de reabsorção radicular interna.

Técnica de descolagem

É importante que qualquer excesso de compósito residual seja removido antes da descolagem. Isto é particularmente importante para os brackets de cerâmica. Uma forma mais segura é fazer com que o doente morda um rolo de algodão quando estiver a descolar os brackets.

DESGASTE DOS DENTES

Pode ocorrer desgaste do esmalte contra os brackets metálicos e cerâmicos (abrasão). É comum nas pontas dos caninos superiores durante a retração, quando a ponta da cúspide atinge os brackets dos caninos inferiores. Também pode ser observada nas bordas incisais dos dentes anteriores superiores onde os braquetes de cerâmica são colocados nos incisivos inferiores[82] . Os brackets cerâmicos são muito abrasivos e, por isso, contra-indicados para os dentes anteriores inferiores, onde existe a possibilidade de os brackets ocluírem com os dentes superiores, tendo em conta que a sobremordida pode aumentar nas fases iniciais do tratamento. Qualquer erosão do esmalte deve ser registada antes do início do tratamento e devem ser dados conselhos dietéticos adequados para minimizar a perda de substância dentária. As bebidas gaseificadas e os sumos puros são as causas mais comuns de erosão e devem ser evitados em doentes com aparelhos fixos.

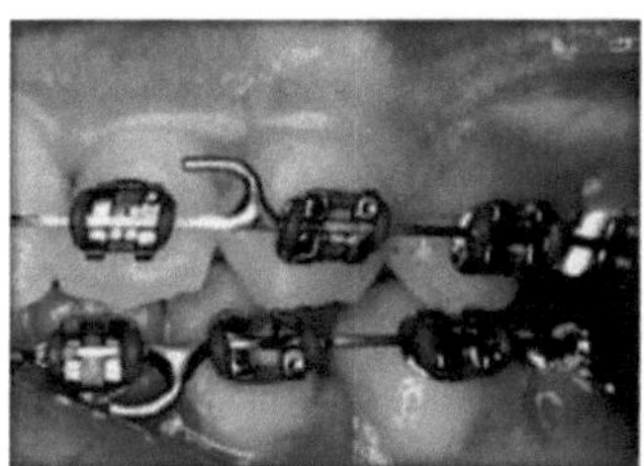

Ponta do canino superior mostrando abrasão do suporte metálico do canino inferior

RELAPSE

Existe uma vasta investigação sobre a estabilidade pós-tratamento ou recidiva[83] . Os resultados do tratamento ortodôntico são potencialmente instáveis e a retenção é necessária por três razões principais:

i. Os tecidos gengivais, periodontais e ósseos de suporte alteram-se durante este tratamento e necessitam de um período de tempo para se reorganizarem quando os aparelhos são removidos.

ii. Os dentes estão inerentemente numa posição instável após o tratamento, pelo que são facilmente afectados por uma pressão desequilibrada dos tecidos moles.

iii.O crescimento contínuo dos maxilares e dos processos alveolares afecta o resultado ortodôntico.

O período inicial de 6 meses após o tratamento é importante, pois pode demorar 4 a 6 meses para que o ligamento periodontal e o osso de suporte se reorganizem completamente[84,85] . É por isso que os dentes têm uma maior tendência para se moverem imediatamente após o tratamento ortodôntico e o efeito diminui gradualmente após o osso alveolar e o periodonto voltarem ao seu padrão normal[67] . O uso correto de aparelhos de contenção pode ajudar a reduzir a recidiva pós-tratamento.

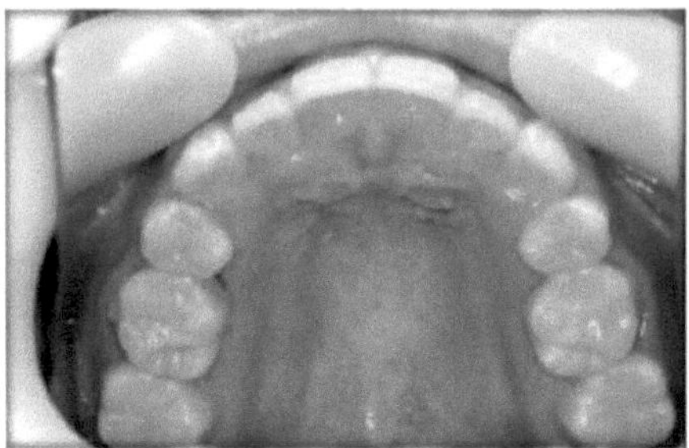

Arco maxilar após o tratamento

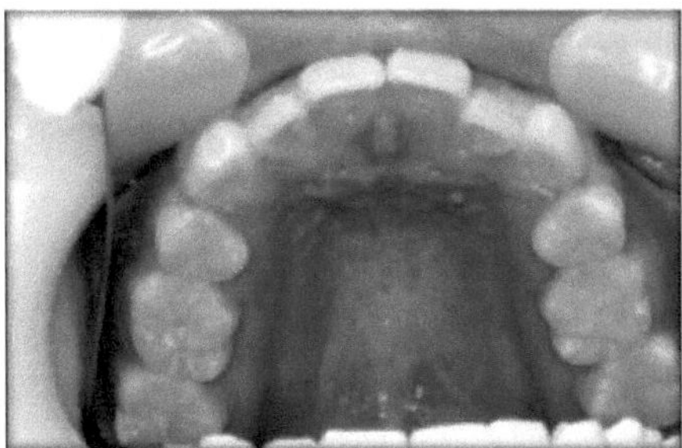

Recidiva observada na arcada maxilar

A maioria das recaídas deve-se ao uso inadequado dos aparelhos de contenção e a um controlo inadequado. Tem-se observado que os dentes se movem ao longo da vida. De acordo com estudos extensivos da Universidade de Washington, os dentes movem-se independentemente de serem ou não tratados ortodonticamente. A contenção e a monitorização a longo prazo são amplamente defendidas [67].

Ao longo da vida, a mordida pode alterar-se negativamente devido a várias causas. Estas incluem: erupção dos dentes do siso, influências genéticas que controlam o tamanho da língua, dos dentes e dos maxilares, alterações de crescimento e/ou maturação, respiração bucal, tocar instrumentos musicais e outros hábitos orais. Todos estes últimos podem estar fora do controlo do ortodontista. Após o tratamento, a posição dos dentes e/ou dos maxilares pode alterar-se negativamente a ponto de justificar um tratamento adicional. A extensão de quaisquer intervenções adicionais depende da natureza do problema e pode envolver uma variedade de modalidades, incluindo cirurgia.

RISCOS DE RADIAÇÃO

As radiografias são essenciais para os dentistas:

* Diagnóstico

* Planeamento do tratamento

* Monitorização do tratamento ou da evolução da lesão

No entanto, uma parte integrante da radiografia é a exposição dos pacientes e, potencialmente, do pessoal clínico aos raios X. Nenhuma exposição aos raios X pode ser considerada completamente isenta de riscos, pelo que a utilização de radiações pelos dentistas é acompanhada da responsabilidade de assegurar uma proteção adequada.

Os raios X são um tipo de radiação electromagnética (EM). Todas podem ser consideradas como "pacotes" de energia, chamados fotões, que têm propriedades ondulatórias, sobretudo um comprimento de onda e uma frequência. Os raios X são radiações electromagnéticas de comprimento de onda curto e de alta frequência. A importância deste facto é que alta frequência significa alta energia. Quando os raios X atingem os átomos, esta energia pode ser transferida, produzindo a ionização dos átomos.

Quando os doentes são submetidos a exames de raios X, milhões de fotões atravessam os seus corpos. Estes podem danificar qualquer molécula por ionização, mas os danos no ADN dos cromossomas são de particular importância. A maioria dos danos no ADN é reparada imediatamente, mas raramente uma parte de um cromossoma pode ser permanentemente alterada (uma mutação). Este facto pode levar, em última análise, à formação de um tumor. O período de latência entre a exposição aos raios X e o diagnóstico clínico de um tumor pode ser de muitos anos. O risco de um tumor ser produzido por uma determinada dose de raios X pode ser estimado; por conseguinte, é importante conhecer as doses recebidas pelas técnicas radiológicas. Embora as doses e os riscos para a radiologia dentária sejam pequenos, vários estudos epidemiológicos forneceram provas de um risco acrescido de tumores cerebrais, das glândulas salivares e da tiroide para a radiografia dentária.

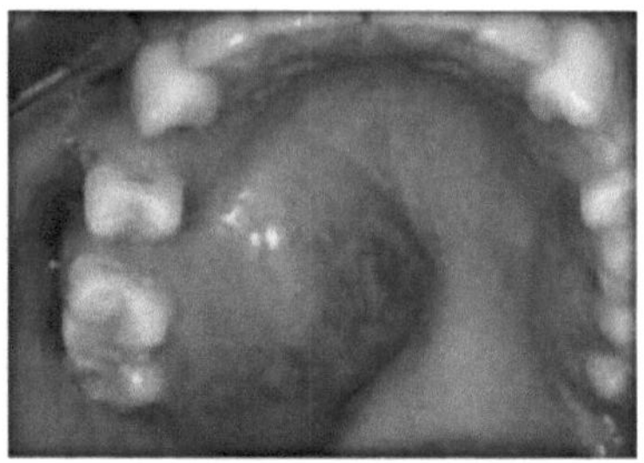

<u>Adenoma Pleomórfico (Tumor das glândulas salivares)</u>

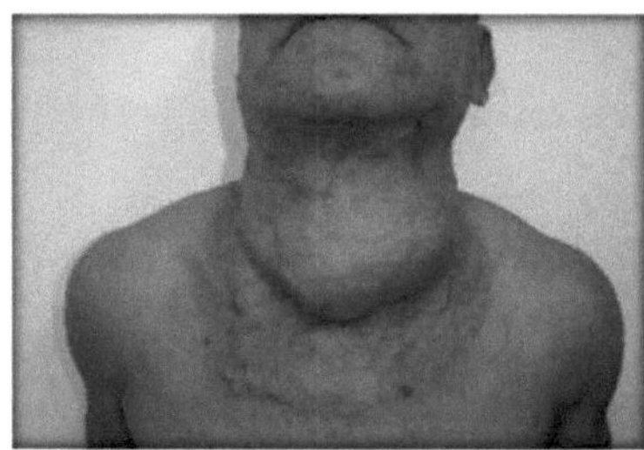

<u>Tumor da tiroide</u>

A radiação ionizante, tal como outros perigos tóxicos, tem efeitos prejudiciais para a saúde, incluindo o cancro, em doses elevadas e taxas de dose elevadas. No entanto, existe uma controvérsia considerável no que respeita aos efeitos para a saúde da radiação de baixo nível, a níveis de fundo naturais típicos ou inferiores.

O risco de cancro é indicado como sendo muito baixo para as radiografias de "rotina" (bitewing, panorâmica e lateral da cabeça), mas aumenta significativamente se for utilizada a tomografia computorizada.

	Effective dose (µSv)	References
Intra-oral radiograph	<8.3*	European Commission 2004*
Panoramic radiograph	2.7 - 23	Ludlow et al 2006 Okano et al 2009 Silva et al 2008 Palomo et al 2008 Garcia-Silva et al 2008
CT maxillo-mandibular	180 - 2100	Ludlow et al 2006 Okano et al 2009 Silva et al 2008 Loubele et al 2005
CT maxilla	1400	Ludlow et al 2006
*no data available calculated subsequent to ICRP2007		

Dose efectiva das técnicas convencionais de imagiologia dentária em gSV

A chave para os profissionais de medicina dentária é minimizar a dose e maximizar a qualidade da informação disponível para tarefas específicas. Isto é especialmente importante na ortodontia, onde a maioria dos pacientes é mais jovem e, portanto, mais suscetível a danos causados pela radiação ao longo da sua vida, e toda a cabeça é frequentemente fotografada quatro vezes: antes, durante e após o tratamento, e depois novamente para ver se o tratamento está a ser mantido.

A dose de radiação efectiva de um OPG ou cefalograma lateral situa-se entre 3 e 7 μSv.

Não é invulgar que o canino maxilar de um doente ortodôntico esteja impactado, e esses caninos impactados provavelmente precisam de ser visualizados em 3D para se ter uma ideia melhor da localização exacta e determinar se é possível movê-los para o lugar com força ortodôntica.

A utilização da TCFC em ortodontia melhora muito a nossa compreensão dos caninos impactados e oferece informações únicas e abrangentes para situações individuais. Em comparação com as abordagens de imagem convencionais, a fidelidade desta informação é insuperável

Mas isto não significa que tenhamos de fazer uma TAC de feixe cónico da cabeça inteira quando só queremos ver os caninos. Podemos colimar o feixe até uma altura de apenas alguns centímetros, - Seis centímetros ou menos seria bastante adequado.

O problema é que nem todos os sistemas de TC de feixe cónico disponíveis no mercado oferecem colimação.

As dosagens também variam consideravelmente de sistema para sistema, consoante a idade do produto e o facto de o campo de visão ser total ou parcial.

Existe uma enorme variação na dose fornecida pelos diferentes sistemas de TC de feixe cónico. O Hitachi MercuRay e as primeiras versões dos sistemas Iluma e ProMax apresentavam doses relativamente elevadas em comparação com outros sistemas de TC de feixe cónico. Mas isto está a mudar e a Hitachi retirou-se completamente do mercado de TC maxilofacial de feixe cónico. Mas estas máquinas mais antigas ainda existem e a FDA não as proibiu.

Alguns sistemas mais recentes, como o iCAT, o Galileos e o NewTom, são considerados de baixa dose, embora nem todos (como o NewTom) possam ser colimados, acrescentou.

A conclusão é que os médicos precisam de limitar tanto quanto possível a quantidade de radiação a que um doente está exposto, maximizando simultaneamente a informação de diagnóstico.

E têm de estar cientes de que uma tomografia computorizada de feixe cónico não é igual, em termos de dose de radiação, a uma radiografia de aeroporto ou a uma ecografia, mas sim três ordens de grandeza. E quer se trate de uma radiografia periapical, de um cefalograma ou de uma tomografia computorizada de feixe cónico, é necessário um juízo profissional sobre se a imagem se justifica.

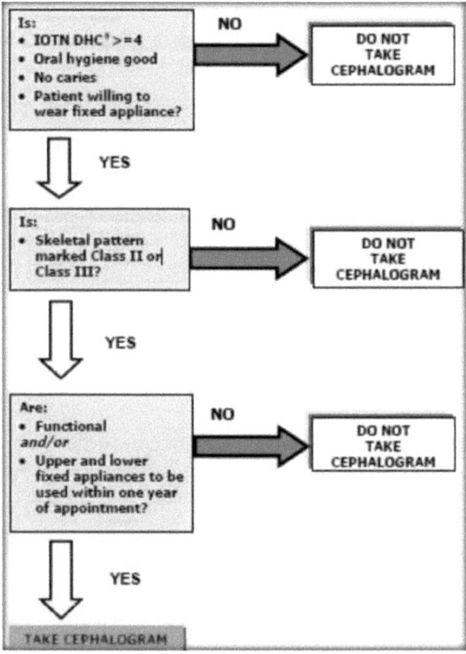

CAPÍTULO 4

RESUMO

<table>
<tr><th colspan="3">DANOS NOS TECIDOS</th></tr>
<tr><th>Tecido</th><th>Problema</th><th>Tratamento</th></tr>
<tr><td>Esmalte</td><td>Desmineralização

Fratura</td><td>Instruções de higiene oral, bochechos diários com flúor, ligaduras elastoméricas fluoretadas

Colagem mecânica não química (brackets de cerâmica); descolagem cuidadosa (brackets de cerâmica)</td></tr>
<tr><td>Periodonto</td><td>Gengivite

Perda óssea</td><td>Boa higiene oral durante todo o tratamento

Controlos periodontais regulares e destartarização e polimento trimestrais em pacientes adultos</td></tr>
<tr><td>Raiz</td><td>Reabsorção</td><td>Identificação de indivíduos "em risco"; utilização cuidadosa dos mecanismos de tratamento</td></tr>
<tr><td>Pasta de papel</td><td>Isquemia

Morte</td><td>Evitar forças excessivas; avisar previamente o doente

Cuidado com dentes fortemente restaurados</td></tr>
<tr><td>Tecidos moles</td><td>Danos iatrogénicos</td><td>Utilização cuidadosa dos instrumentos; colocação e ajustamento cuidadosos dos aparelhos para evitar arestas vivas</td></tr>
<tr><th colspan="3">INSUCESSO DO TRATAMENTO</th></tr>
<tr><th>Problema</th><th colspan="2">Tratamento</th></tr>
<tr><td>Diagnóstico incorreto</td><td colspan="2">Recolher cuidadosamente todos os registos e documentação no início</td></tr>
<tr><td>Gestão incorrecta</td><td colspan="2">Manter-se atualizado sobre as técnicas de tratamento mais recentes</td></tr>
</table>

Incumprimento por parte do doente	Informar plenamente o doente sobre os tempos e as expectativas do tratamento
AUMENTO DA PREDISPOSIÇÃO PARA OUTRAS DOENÇAS	

Perturbação	**Gestão**
Perturbações da articulação temporomandibular	Registar os sinais e sintomas antes do tratamento; aconselhar o doente que procura tratamento para essas perturbações que podem não melhorar com a ortodontia
Periodontal	Manter bons níveis de higiene oral; profilaxia profissional quando necessário

<u>CONCLUSÃO</u>

Claramente, há uma série de fontes de potenciais danos iatrogénicos para o paciente durante o tratamento ortodôntico. No entanto, os danos graves são raros. As más oclusões graves têm mais a beneficiar com o tratamento do que as más oclusões menos graves, e a motivação entre esses grupos pode variar. Os indivíduos devem ser avaliados quanto aos factores de risco em todos os aspectos do tratamento. A falta de tratamento pode resultar em danos, físicos ou psicossociais. A interrupção do tratamento sem a correção total da má oclusão, embora seja um último recurso, pode deixar o doente pior do que antes do tratamento. As boas práticas clínicas, a seleção cuidadosa dos doentes e a informação sobre a responsabilidade do doente são essenciais para minimizar os danos nos tecidos.

REFERÊNCIAS

1. Hirsch DI, Kulbersh R, Kaczynsk R. Avaliação de pacientes ortodônticos pré-tratamento usando o teste BANA. N-benzoil-DL-arginina-naftilamida. Am J Orthod Dentofacial Orthop 1997;112:154-8.

2. Ogaard B. Prevalência de lesões de manchas brancas em jovens de 19 anos: um estudo sobre pessoas não tratadas e pessoas tratadas ortodonticamente 5 anos após o tratamento. Am J Orthod Dentofac Orthop 1989; 96: 423-427.

3. Chang HS, Walsh LJ, Freer TJ. Desmineralização do esmalte durante o tratamento ortodôntico. Etiologia e prevenção. Aust Dent J 1997; 42:322-7.

4. Ogaard B, Rolla G, Arends J, Ten Cate JJ. Aparelhos ortodônticos e desmineralização do esmalte Parte 1: desenvolvimento da lesão. Am J Orthod Dentofac Orthop 1988; 93: 68-73.

5. Ogaard B, Rolla G, Arends J, Ten Cate JJ. Aparelhos ortodônticos e desmineralização do esmalte Parte 2: prevenção e tratamento de lesões. Am J Orthod Dentofac Orthop 1988; 93: 123-8.

6. Geiger AM, Gorelick L, Gwinnett AJ, Griswold PG. O efeito de um programa de flúor na formação de manchas brancas durante o tratamento ortodôntico. Am J Orthod Dentofacial Orthop 1988;93:29-37.

7. Tillery TJ, Hembree JH Jr, Weber FN. Prevenir a descalcificação do esmalte durante o tratamento ortodôntico, AJODO 1976;70(4): 435-9.

8. Cooke MS, Wreakes G. Descalcificação ortodôntica, o instrumento ultrassónico e o posicionador pré-fabricado - Uma nova tríade ortodôntica, Br J Orthod. 1978;5(3):157-9.

9. Banks PA, Chadwick SM, Asher-McDade C. Fluoride-releasing elastomerics-a prospective controlled clinical trial, Eur J Orthod. 2000; 22(4): 401-7.

10. deLeeuw NH. Resistência ao início da dissolução da hidroxiapatite através da incorporação de fluoreto. J PhysChem 2003; 108:1809-1811.

11.	Reynolds EC, Cai F, Shen P, Walker GD. Retenção na placa bacteriana e remineralização de lesões de esmalte por várias formas de cálcio num elixir bucal ou numa pastilha elástica sem açúcar. J Dent Res 2003; 82:206-211.

12.	Rose RK. Caraterísticas de ligação do streptococcus mutans ao cálcio e ao fosfopeptídeo de caseína. Caries Res 2000; 34:427-431.

13.	Cai F, Shen P, Morgan MV, Reynolds EC. Remineralização de lesões subsuperficiais do esmalte in situ por pastilhas sem açúcar contendo fosfopeptídeo de caseína-fosfato de cálcio amorfo. Aust Dent J 2003; 48:240-243.

14.	Ramalingam L, Messer LB, Reynolds EC. Adição de fosfopeptídeo de caseína - fosfato de cálcio amorfo a bebidas desportivas para eliminar a erosão in vitro. Pediatr Dent 2005; 27:61-67.

15.	Oho T, Morioka T. Um possível mecanismo de resistência ácida adquirida do esmalte dentário humano por irradiação laser. Caries Res 1990; 24:86-92.

16.	Elaut J, Wehrbein H. Os efeitos da polimerização a laser de árgon de um adesivo de resina na retenção de brackets e na descalcificação do esmalte: um ensaio clínico prospetivo. Eur J Orthod 2004;26:553-560.

17.	Anderson AM, Kao E, Gladwin M, Benli O, Ngan P. The effectssof argon laser irradiation on enamel decalcification: An in vivostudy. Am J Orthod Dentofacial Orthop 2002;122:251-259.

18.	Diedrich P: Enamel alterations from bracket bonding and debonding: a study with the scanning electron microscopy, *Am J Grthod79:500,* 1981.

19.	Redd TB, Shivapuja PK: Debonding ceramic brackets: effects on enamel, J ClinOrthod 25:475, 1991.

20.	Bishara SE, Fehr DE: Braquetes cerâmicos: algo velho, algo novo - uma revisão, Semin Orthod 3:178, 1997.

21.	Artun J: A post-treatment evaluation of multibonded ceramic brackets in orthodontics, *Eur J*

Grthod19:219, 1997.

22.   Zachrisson BU, Skogan 0, Hoymyhr S: Fissuras de esmalte em dentes descolados, desbastados e não tratados ortodonticamente, *Am J Grthod77:* 307, 1980.

23.   Burapavong V, Marshall GW, Apfel DA: Caraterísticas da superfície do esmalte na remoção de brackets ortodônticos colados, *Am JGrthod74:176,* 1978.

24.   Carter RN: Salivary control, *J ClinGrthod15:562,* 1981.

25.   Gwinnett AJ, Gorelick L: Avaliação microscópica do esmalte após descolagem, *Am J Grthod'71.651,* 1977.

26.   Fields HW: Resinas adesivas em ortodontia, Pediatr Dent 4:51,1982.

27.   Brobakken BO, Zachrisson BU: Abrasive wear of bonding adhesives: studies during treatment and after bracket removal, *Am J Grthod79*:134, 1981.

28.   Gwinnett AJ, Ceen RF: Uma técnica fotográfica ultravioleta para monitorizar a placa bacteriana durante procedimentos de colagem direta, *Am J Grthod73*:178, 1978.

29.   0gaardB , ten Bosch J J 1994 Regressão de lesões brancas do esmalte: um novo método ótico para avaliação quantitativa longitudinal in vivo . *Am J Grthod106* : 238 - 242.

30.   Ekanayake L S ,Sheiham A 1987 Reducing rates of progression of dental caries in British schoolchildren. Um estudo utilizando radiografias bitewing. British Dental Journal 163 : 265 - 269.

31.   BjelkhagenH ,Sundstrom F , Angmar-Mansson B , Ryden H 1982 Deteção precoce de cáries do esmalte através da luminescência excitada por luz laser visível. Swedish Dental Journal 6: 1 - 7.

32.   de Josselin de Jong E , Sundstrom F , Westerling H , Tranaeus S , ten Bosch JJ , Angmar-Mansson B 1995 A new method for i n vivo quantification of changes in initial enamel caries with laser fluorescence . Caries Research 29: 2 - 7.

33.   Anstendig H, Kronman J: A histologic study of pulpal reaction to orthodontic tooth movement in dogs, Angle Orthod 42: 50-55, 1972.

34.	Butcher EO, Taylor AC. A vascularização da polpa do incisivo do macaco e as suas alterações pela retração do dente. J Dent Res 1952;31: 239-47.

35.	Atack NE. As implicações ortodônticas dos dentes incisivos superiores traumatizados. Dent Update 1999;26:432-7.

36.	Spector JK, Rothenhaus B, Herman RI. Necrose pulpar após terapia ortodôntica. Relato de dois casos. N Y State Dent J 1974;40: 30-2.

37.	Vukovich ME, Wood DP, Daley TD. Calor gerado pela retificação durante a remoção de brackets de cerâmica. Am J Orthod Dentofacial Orthop1991;99:505-12.

38.	Linge BO, Linge L. Reabsorção radicular apical em dentes anteriores superiores. *Eur J Orthod1983;* **5:** 173-183.

39.	Levander E, Malmgren O. Avaliação do risco de reabsorção radicular durante o tratamento ortodôntico: um estudo dos incisivos superiores. *Eur J Orthod1988*; 10: 30-38.

40.	Drysdale C, Gibbs SL, Ford TR. Tratamento ortodôntico de dentes obturados. *Br J Orthod1996;* 23:255-260.

41.	Brezniak N, Wasserstein A. Reabsorção radicular após tratamento ortodôntico: Parte 1. Revisão da literatura. *Am J Orthod Dentofac Orthop1993;* 103: 62-66.

42.	Kaley J, Phillips C. Factores relacionados com a reabsorção radicular na prática edgewise. *Angle Orthod1991;* 61: 125-132.

43.	Ketcham AH. Um relatório de progresso de uma investigação da reabsorção radicular apical de dentes permanentes vitais. Int J Orthod 1929;15:310-28.

44.	Goldson L, Henrikson CO. Reabsorção radicular durante o tratamento de Begg: um estudo roentgenológico longitudinal. Am J Orthod 1975;68:55-66.

45.	Reitan K. Mechanism of apical root resorption (Mecanismo de reabsorção radicular apical). Trans Europ Orthod Soc 1972;48:363-78.

46.   Hollender L, Ronnerman A, Thilander B. Reabsorção radicular, suporte ósseo marginal e comprimento da coroa clínica em pacientes tratados ortodonticamente. Eur J Orthod 1980;2:197-205.

47.   Hendrix I, Carels C, Kuijpers-Jagtman AM, Van'T Hof M. Um estudo radiográfico da reabsorção radicular apical posterior em pacientes ortodônticos. Am J Orthod Dentofacial Orthop 1994;105:345-9.

48.   Travess H, Roberts-Harry D, Sandy J. Orthodontics. Parte 6: Riscos no tratamento ortodôntico. Br Dent J 2004;196:71-7.

49.   Linge L, Linge BO. Caraterísticas do paciente e variáveis do tratamento associadas à reabsorção radicular apical durante o tratamento ortodôntico. Am J Orthod Dentofacial Orthop 1991;99:35-43.

50.   Owman-Moll P. Movimentos dentários e reacções dos tecidos com especial referência à magnitude e duração das forças ortodônticas. Uma investigação clínica e histológica em jovens [tese]. Suécia, Universidade de Goteborg; 1995.

51.   Vardimon AD, Graber TM, Voss LR, Lenke J. Determinantes que controlam a reabsorção radicular externa iatrogénica e a sua reparação durante e após a expansão palatina. Angle Orthod 1991;61:113-22.

52.   Becker A, Smith P, Behar R. A incidência de incisivos laterais maxilares anómalos em relação a cúspides deslocadas palatalmente. Angle Orthod 1981;51:24-9.

53.   Kjaer I. Caraterísticas morfológicas das dentições que desenvolvem reabsorção radicular excessiva durante o tratamento ortodôntico. Eur J Orthod 1995;17:25-34.

54.   Kurol J, Ronnerman A, Heyden G. Condições gengivais a longo prazo após o encerramento ortodôntico de locais de extração. Estudos histológicos e histoquímicos. Eur J Orthod 1982;4: 87-92.

55.   Genelhu M C L S ,Marigo M , Alves-Oliveira L F , Malaquias L C C , Gomez R S 2005 Characterization of nickel-induced allergic contact stomatitis associated with fi xed orthodontic appliances . Am J Orthod 128: 378 - 38.

56.   Carranza Jr F A 1996 Aumento gengival. In: Carranza Jr F A, Newman M G (eds) Clinical periodontology , 8th edn . W.B. Saunders Company, Filadélfia, pp. 233 - 234.

57.   Ramadan A A F 2004 Effect of nickel and chromium on gingival tissues during orthodontic treatment: a longitudinal stud . Jornal Mundial de Ortodontia 5: 230 - 235.

58.   Zachrisson S, Zachrisson B U 1972 Condição gengival associada ao tratamento ortodôntico parcial. Ata Odontologica Scandinavica 42: 26 - 34.

59.   King GJ, Keeling SD, Hocevar RA, Wheeler TT. O momento do tratamento das más oclusões de Classe II em crianças: uma revisão da literatura. Angle Orthod 1990;60: 87-97.

60.   Alstad S, Zachrisson BU. Estudo longitudinal da condição periodontal associada ao tratamento ortodôntico em adolescentes. Am J Orthod 1979;76: 277-86.

61.   Zachrisson BU, Alnaes L. Condição periodontal em indivíduos tratados ortodonticamente e não tratados. II. Perda óssea alveolar: achados radiográficos. Angle Orthod 1974;44: 48-55.

62.   Boyd RL, Baumrind S. Considerações periodontais na utilização de ligaduras ou bandas em molares de adolescentes e adultos. Angle Orthod 1992; 62:117-26.

63.   Sadowsky C, BeGole EA. Efeitos a longo prazo do tratamento ortodôntico na saúde periodontal. Am J Orthod 1981;80: 156-72.

64.   Vanarsdall RL. Complicações do tratamento ortodôntico. Curr Opin Dent 1991;1: 622-33.

65.   Robertson PB, Schultz LD, Levy BM. Ocorrência e distribuição de fendas gengivais interdentais após movimento ortodôntico em locais de extração de bicúspides. J Periodontol 1977;48: 232-5.

66.   Diamanti-Kipioti A, Gusberti FA, Lang NP. Efeitos microbiológicos clínicos dos aparelhos ortodônticos fixos. J ClinPeriodontol 1987;14: 326-33.

67.   W. R. Proffit, H. W. Fields, D. M. Sarver. Ortodontia contemporânea. 4th ed; Mosby.

68.   Okeson J. *Orofacial Pain: Guidelines for Classification, Assessment, and Management (Dor*

Orofacial: Diretrizes para a Classificação, Avaliação e Gestão). Chicago: Quintessence Pub Co., 1996.

69. Tell RT, Sydiskis RJ, Isaacs RD, Davidson WM. Citotoxicidade a longo prazo de adesivos ortodônticos de colagem direta. *Am J OrthodDentofacOrthop1998;* 93; 419-22.

70. Pamela E. Ellis e Philip E. Benson. Potenciais perigos do tratamento ortodôntico - O que o seu paciente deve saber. Dental Update: dezembro de 2002: 493-97.

71. Samuels RH, Jones ML. Lesões ortodônticas do cotovelo facial e equipamento de segurança. *Eur J Orthod1994:* 16: 385-94.

72. Bass JK, Fine H, Cisneros GJ. Hipersensibilidade ao níquel no paciente ortodôntico. *Am J OrthodDentofacOrthop1993:* 103: 280-85.

73. Park HS, Bae SM, Kyung HM, Sungh JH. Ancoragem de microimplantes para o tratamento da protrusão bialveolar de Classe I esquelética. J ClinOrthod 2001;35:417-22.

74. BriteMelson. VISÃO GERAL Mini-Implantes: WhereAreWe? JCO 2005;39,09:539-547.

75. Magnusson B, Bergman M, Bergman B, Soremark R. Alergia ao níquel e ligas dentárias contendo níquel. *Scand J Dent Res* 1982;90:163-167.

76. Dunlap CL, Vincent SK, Barker BF. Reação alérgica a fio ortodôntico: relato de caso. *J Am Dent Assoc1989*;118:449-450.

77. Jacobsen N, Hensten-Pettersen A. Changes in occupational health problems and adverse patient reactions in orthodontics from 1987 to 2000. Eur J Orthod 2003; 25: 591-98.

78. Poley GE Jr, Slater JE. Latex allergy. J Allergy ClinImmunol 2000; 105(6): 1054-62.

79. Cullinan P, Brown R, Field A, et al. Alergia ao látex. Um documento de posição da Sociedade Britânica de Alergia e Imunologia Clínica. ClinExp Allergy 2003; 33: 1484-99.

80. Pamela E. Ellis e Philip E. Benson. Riscos potenciais do tratamento ortodôntico - O que o seu paciente deve saber. Dental Update; dezembro de 2002:493-97.

81. Zachrisson BU, Buyukyilmaz T. Bonding in orthodontics. Em Graber TM, Vanarsdall RL, Vig KWL (eds). Orthodontics: Current Principles and Techniques, ed 4. St.Louis: Mosby, 2005: 579-660.

82. Swartz ML. Braquetes de cerâmica. *J Clin Orthod* 1988; 22: 82-88.

83. Blake M, Bibby K. Retenção e estabilidade: uma revisão da literatura. Am J Orthod Dentofacial Orthop 1998;114:299-306.

84. Reitan K. Princípios de retenção e prevenção de recaídas pós-tratamento. Am J Orthod 1969;55:776-90.

85. Reitan K. Tissue rearrangement during the retention of orthodontically rotated teeth. Angle Orthod 1959;29:105-13.

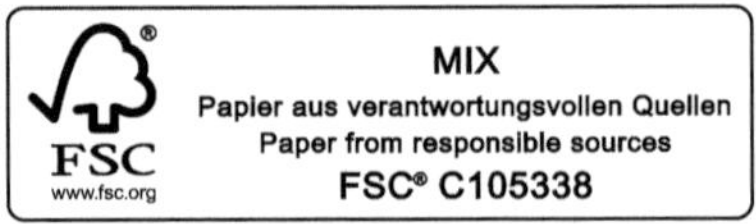

Printed by Books on Demand GmbH, Norderstedt / Germany